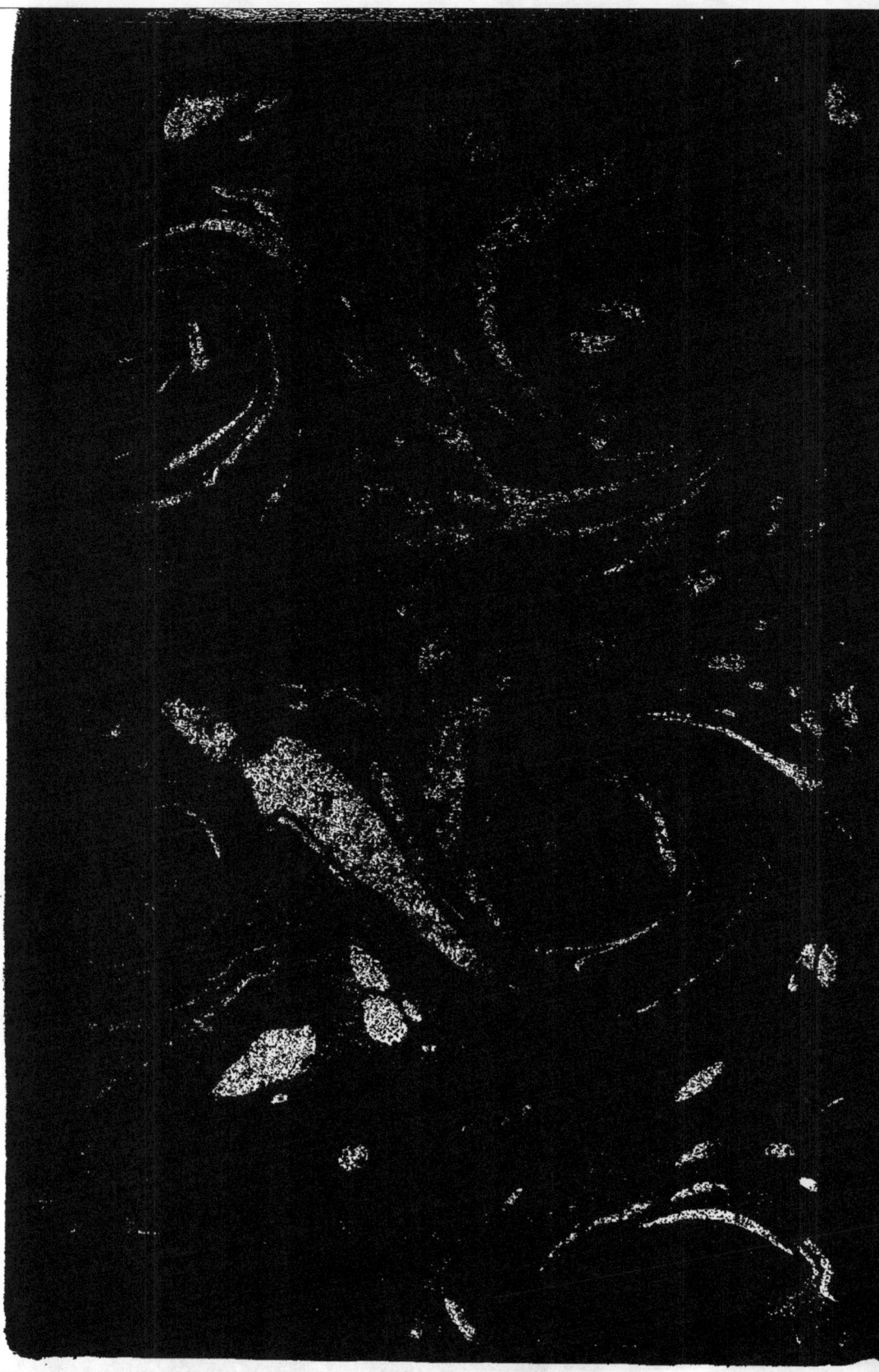

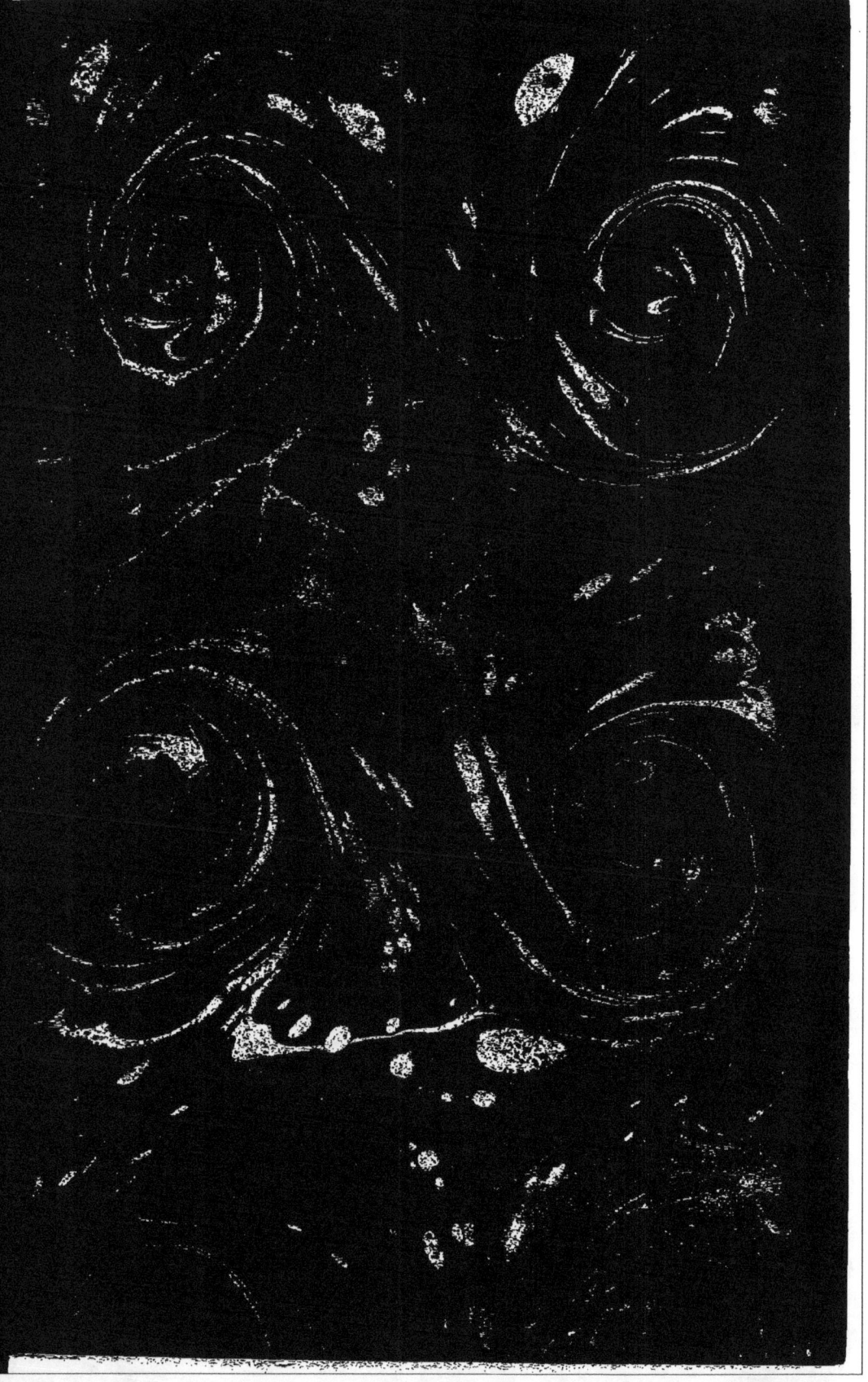

Sc. et arts. 3138.

MÉDECINE
PRATIQUE
ET MODERNE,
APPUYÉE SUR L'OBSERVATION.

MÉDECINE
PRATIQUE
ET MODERNE,
APPUYÉE SUR L'OBSERVATION;

Recueillie d'après les Ouvrages de feu M. Marquet, Doyen du Collége Royal des Médecins de Nancy, & de plusieurs autres Médecins célebres ;

Mise en ordre par M. Buc'hoz son Gendre, Médecin de Monsieur, *& augmentée de plusieurs de ses Observations.*

TOME TROISIEME.

A PARIS,

Chez l'Auteur, rue de la Harpe, presque vis-à-vis la rue de Richelieu-Sorbonne.

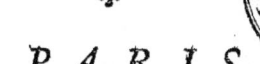

M. DCC. LXXXV.

Avec Approbation, & Privilége du Roi.

MÉDECINE
PRATIQUE
ET MODERNE,
APPUYÉE SUR L'OBSERVATION.

PARALYSIE.

Dissertation sur la paralysie, par M. Buc'hoz.

A paralysie est un relâchement qui ôte le mouvement ou le sentiment, ou même l'un & l'autre dans la partie affectée. La cause de ce relâchement est l'empêchement de la circulation des esprits animaux dans les nerfs; car chaque partie du corps ne peut conserver son ton naturel, si les esprits animaux n'y coulent, & si en y cou-

lant, ils ne lui donnent une certaine élasticité, & par conséquent ces mêmes parties deviendront relâchées & flasques; tous les esprits animaux n'y couleront plus, ou même, quand ils y couleroient, ils n'y pourroient point exercer leur élasticité. Il faut donc examiner, 1°. quelle peut être la cause qui empêche l'écoulement des esprits animaux; 2°. supposé qu'ils y coulent, qu'est-ce qui peut leur ôter leur activité? Quant à la premiere chose à examiner, il est certain que toutes les causes que nous avons dit pouvoir occasionner l'apoplexie, en comprimant la substance du cerveau, peuvent aussi produire la paralysie, en agissant uniquement sur quelque partie du cerveau, ou sur la moelle épineuse, ou sur certains nerfs particuliers. Or, ces causes agissent en comprimant, en divisant, en détordant, en séparant ou en resserrant les nerfs, & par conséquent la paralysie surviendra toutes les fois que quelque partie du cerveau ou quelque nerf particulier sera comprimé, divisé, détordu ou resserré.

Les nerfs ou la partie de la moelle épineuse, seront comprimés par les humeurs adjacentes dans les tuyaux de la moelle nerveuse, dans les ganglions, ou par le relâchement des vertebres. La solution de ces mêmes nerfs arrivera par les matieres & liqueurs purulentes qui sont répandues le long d'eux, ou par des blessures & des ulceres voisins.

Ils seront resserrés par les médicamens astringens, les urines, le froid, la grande chaleur, la vapeur de l'arsenic, de l'antimoine, de la chaux vive.

Il faut actuellement chercher ce qui peut empêcher que les esprits animaux qui circulent dans quelques parties, n'y exercent pas leur élasticité, & qu'ils ne donnent pas le mouvement à la partie dans laquelle ils coulent. Cela ne peut provenir que de ce que cette élasticité n'est pas aiguillonnée ni émoussée ; mais dans les muscles il n'y a rien qui puisse mieux aiguillonner les esprits animaux que le sang même, tant par la chaleur qu'il excite dans les muscles, que par les compressions qu'il occasionne sur les petits conduits musculaires. S'il arrive donc que le sang ne parvienne pas aux muscles, les muscles ne peuvent se mouvoir ; & en effet on observe souvent que les parties ne deviennent paralytiques qu'à défaut de sang.

L'élasticité des esprits animaux ne peut être émoussée dans les cas de grand relâchement & de mollesse des fibres : ainsi toutes les fois que les fibres seront molles & trop relâchées, autant de fois l'affluence des esprits animaux sera inutile pour exciter ces fibres à la contraction. Le relâchement de ces fibres peut être occasionné, ou par l'abondance de la lymphe ou de parties oléagineuses. Par cette raison, si l'on verse de l'huile dans une partie de la moelle épineuse, aussi-tôt la paralysie & l'engourdissement surviennent dans les visceres & les parties qui répondent directement à la partie où l'on a versé de l'huile. Il y a donc deux sortes de paralysie; la paralysie provenant de défaut de sentiment, & celle de défaut de mouvement.

Il y a aussi une paralysie qui occupe toutes

les parties qui font fous la tête, & elle s'appelle *paraplégie* : elle fuccede à l'apoplexie ; & une autre qui n'occupe que la moitié du corps, & qu'on nomme *femiplégie*.

La partie paralytique eft pefante, incapable de mouvement, molle & relâchée ; & lorfque la maladie y a fiégé long-temps, elle devient dans le marafme. Quand la paralyfie n'occupe que la moitié du corps, le côté paralytique eft toujours froid : l'autre côté, qui eft fain, eft brûlant ; l'œil du côté paralytique diminue en volume : le pouls de ce même côté eft languiffant, petit & lent, rare & affez mou, fouvent auffi fréquent, inégal & intermittent.

La partie paralytique, fi elle eft froide & fi elle eft dans le marafme, revient rarement dans fon premier état, fur-tout fi elle a une couleur différente du refte du corps. La paralyfie qui fuccede à un nerf coupé ou rompu, ne fe guérit point. Quand après une paralyfie univerfelle, la partie affectée devient enflée & infenfiblement livide, il faut craindre le fphacele.

La paralyfie ou la femiplégie, qui arrive après la crapule, entraîne après elle la perte totale de l'efprit & de la mémoire. La paralyfie qui fuccede à l'apoplexie, fe rechange fouvent en apoplexie.

Plus le mouvement eft fupprimé dans la femiplégie, moins il y a d'efpérance de guérifon, fur-tout fi l'expiration ne fe fait qu'avec difficulté. Si l'œil du côté paralytique diminue, il y a une petite lueur d'efpérance. Si la fievre fuccede à la paralyfie, ou le tremblement, il y a grande apparence de guérison. La paralysie qui survient après une légere diarrhée, est salutaire.

La cure de cette maladie s'opérera par les évacuans, les purgatifs capables d'exciter une espece de super-purgation; après quoi on en viendra, tant pour l'intérieur que pour l'extérieur, aux céphaliques, aux nervins & aux roboratifs. Les meilleurs remedes intérieurs sont les sels volatils, associés avec les teintures alkalines, les infusions de bétoine, de mélisse, de romarin, de chamædris, de chamæpitys, de pouliot, de lavande, de muguet, de sauge, de souci. On emploie aussi les remedes anti-apoplectiques, anti-épileptiques & anti-scorbutiques. Tous ces remedes étant insuffisans, on en vient ensuite aux salivans & aux mercuriaux.

A l'extérieur on se servira de cataplasmes de rave, d'emplâtres de pyrethre, d'onguent nervin, d'esprit de lavande & de cochléaria; de fomentations & de sachets de racines d'impératoires, d'aulnée, d'angélique, de souchet d'iris de Florence, des herbes d'origan, de camomille, de matricaire, d'absynthe, de basilic, des fleurs de lavande, de melilot, de muguet, cuites dans du bon vin, & appliquées chaudes sur la partie paralytique : la douche & les eaux thermales conviennent aussi très-bien.

Dans la paralysie de la langue, outre ces remedes, on emploiera en gargarisme le suc de sauge, l'eau de la Reine de Hongrie, les décoctions de feuilles de sauge, de romarin, d'hyssope, de pouliot, des semences de staphisaigre & de moutarde. Il ne faut pas se servir de remedes trop échauffans dans les paralytiques d'un tempérament sec; car les malades pourroient devenir étiques.

OBSERVATION *sur une paralysie guérie par* M. HERMAN, *Médecin à Marsal.*

M. Laurent, Syndic de cette Ville, faisant travailler aux chauffées, fut frappé d'un coup de soleil qui lui occasionna une grande fievre & une douleur de tête excessive. Elle se termina par une paralysie de la moitié du corps. On employa inutilement à cette occasion tous les remedes possibles; les eaux de Plombieres même n'eurent aucun succès : ce que l'on put obtenir, est qu'il marchoit en traînant la jambe droite. Le bras seul aidoit à le soutenir; mais il n'étoit pas en état de signer son nom. Il étoit depuis deux ans dans cette situation, lorsqu'il lui survint une fievre putride maligne, qui exerça toute sa fureur. Il vomit des vers; il eut une frénésie si violente, qu'on n'en attendoit que la mort : la maladie se tourna cependant bien différemment; car les remedes ayant calmé le transport, cet homme se trouva, non-seulement guéri de sa maladie, mais la paralysie disparut entiérement; de façon que trois ou quatre jours après il commença à marcher & à écrire comme avant ces accidens. Quelques années après, il fut attaqué de pourpre scorbutique, qui a duré près de dix-huit mois, ce qui le réduisit dans une étisie de laquelle il mourut.... Sa femme, à qui il avoit communiqué ce pourpre scorbutique, en est morte hydropique, après en avoir été marquée près d'un an. C'est la cinquieme personne que je vois attaquée de cette maladie.

PÉRIPNEUMONIE.

OBSERVATIONS de M. MARQUET
sur la péripneumonie.

OBSERVATION Iere.

LE 22 Mars 1725, je fus appelé pour traiter la femme du sieur Picard, âgée de soixante-quinze ans, attaquée d'une fievre continue, avec toux, oppression de poitrine, crachement de sang, difficulté de respirer, soif, insomnie & douleur de tête. Tous ces accidens sont les symptômes essentiels de la péripneumonie. La premiere indication qui se présenta, fut de diminuer l'oppression de poitrine, d'appaiser l'inflammation, d'arrêter le crachement de sang, & de ralentir la fievre ardente par le secours de deux légères saignées du bras, qui firent un bon effet : mais n'ayant pas jugé à propos de continuer les saignées, à cause de l'âge avancé de la malade, je pris le parti des sudorifiques, & je lui prescrivis la potion suivante.

Prenez eaux distillées de scabieuse, de chardon bénit, de chacune trois onces ; du sang de bouquetin, du sperme de baleine, de la mâchoire de brochet, de chacun un demi-gros; antimoine diaphorétique, vingt grains; syrop de diacode, une once, pour une potion à prendre à l'heure du sommeil.

La malade ayant pris cette potion le soir, eut une nuit tranquille qui lui procura quelques sueurs; mais comme elle étoit fort altérée, j'ordonnai pour sa soif la tisane suivante.

Prenez orge entiere, une demi-poignée; fleurs de capillaire, une once; fleurs de tussilage, de pavot rouge & de violettes, de chacune une pincée; raisins secs, une once: faites bouillir le tout dans un pot d'eau de fontaine réduite aux deux tiers, en ajoutant sur la fin de la coction une demi-once de réglisse, pour une tisane à prendre tiede pour boisson ordinaire.

La malade se servit de cette tisane pendant quinze jours; après quoi je la fis purger avec quatre onces de teinture de rhubarbe & deux onces de manne, qu'elle prit le matin : elle en fut suffisamment purgée par le bas; après quoi je lui prescrivis l'usage des vulnéraires doux, dont elle prenoit tous les matins & soirs une pincée en maniere de thé, jusqu'à parfaite guérison.

Observation II.

Péripneumonie compliquée, avec fievre putride.

Le 11 Septembre 1756, M*** fut attaqué d'une fievre violente, accompagnée de toux, de point de côté, d'oppression de poitrine, de délire, d'une hémorrhagie de nez, avec un dégoût & une aversion pour tous les alimens, ayant la langue chargée & un accablement de tout le corps : ces symptômes joints ensemble, caractérisoient très-bien la péripneumonie compliquée avec la fievre putride ; c'est pourquoi mon indication se porta d'abord à diminuer la grande effervescence du sang par le secours de deux saignées du bras, qui furent faites à quatre heures de distance l'une de l'autre : mais le malade ayant toujours la langue chargée & des envies de dormir, dans la crainte que les matieres bilieuses ne vinssent à se mêler dans le sang, parce qu'il y avoit *periculum in mora*, je pris le parti, le même jour des deux saignées, de prescrire au malade cinq grains de tartre émétique, délayés dans trois onces d'eau tiede, qu'il prit de demi-heure à autre; & à proportion qu'il vomissoit, on lui faisoit avaler une tasse de décoction de feuilles de scabieuse en guise de thé. L'hémorrhagie du nez s'arrêta pendant le vomissement; ensuite, ayant pris un gros de diascordium, il passa une bonne nuit : tous les symptômes de la maladie se dissiperent, à la réserve d'une grande foiblesse. Il fut purgé par le bas, & sept ou huit jours après il fut rétabli.

PERTE DE SANG.

OBSERVATION *de M.* DORON, *Médecin à Saint-Diez, sur une perte de sang.*

UNE femme du village de Voire, situé à une lieue & demie de Saint-Diez, sur la route de Nancy, âgée d'environ trente-trois ans, quoique paysanne, d'un tempérament délicat, mere de quatre enfans, m'envoya chercher pour la guérir d'une perte de sang qu'elle avoit depuis huit mois, tantôt plus, tantôt moins abondante, mais sans discontinuation. Je la trouvai sans fievre, mais dans un épuisement total de forces, tant par cette excessive évacuation, que par la quantité de remedes que lui avoit fait prendre un Charlatan.

Les indications qui me parurent à remplir, étoient de changer la pente que le sang avoit vers les parties inférieures, de rendre l'élasticité aux vaisseaux, de la consistance & du baume aux humeurs.

Pour remplir la premiere, la saignée du bras s'offroit naturellement; mais la foiblesse de la malade, jointe à sa répugnance pour cette opération, m'en fit abandonner l'usage. A la place, je lui fis prendre de la tisane suivante deux verres le matin, à deux heures de distance l'un de l'autre, & un troisieme verre à trois heures après midi.

Prenez casse récemment extraite, tamarin

gras, de chacun une once ; nitre dépuré, un gros ; herbes carminatives, une pincée ; de la réglisse pour édulcorer, suffisante quantité ; un petit morceau de cannelle, uniquement pour aromatiser : faites cuire le tout dans une suffisante quantité d'eau ; sur une pinte de la colature, ajoutez deux onces de manne pour une potion.

Comme la malade étoit constipée depuis plusieurs jours, j'eus soin préalablement de lui faire prendre un lavement composé simplement d'eau de fontaine, d'une poignée de son & de deux cuillerées de miel.

Elle prenoit aussi pour boisson de temps en temps un verre de citronnelle & la moitié de la dose du julep suivant. *Prenez* eau de plantain, deux onces ; syrop de limon & de diacode, de chacun une once : mêlez le tout, & faites un julep. Elle prenoit l'autre partie du julep pendant la nuit. En cas que la premiere partie ne lui suffît pas pour rappeler le sommeil, je lui faisois prendre du bon bouillon & un peu de gelée de corne de cerf de temps en temps.

Par cette méthode si simple, j'arrêtai dans six ou sept jours la perte de huit mois : elle m'a pareillement réussi pour la guérison de plusieurs autres ; mais voici le surprenant de l'observation.

Je questionnai la malade pour savoir si elle n'étoit pas enceinte : elle me nia le fait, & se mit à rire, n'ayant eu commerce avec aucun homme depuis huit mois. Cependant la femme accoucha cinq semaines après d'un enfant qui se portoit bien. Il est probable que la perte a commencé au moment de la conception.

Observations sur la perte de sang, par M. Marquet.

Observation Ière.

Le 12 Avril 1726, vers les dix heures du soir, je fus invité de secourir la femme du sieur Huillier, Tabellion à Nancy, âgée d'environ trente-huit ans, à laquelle il étoit survenu une perte de sang si abondante, que le premier remede fut l'Extrême-Onction qu'on lui fit administrer sur le champ; ensuite on la fit saigner du bras à plusieurs reprises : on lui tira peu de sang chaque fois, à cause de sa foiblesse. On appliqua un topique sur ses parties, un mouchoir neuf trempé dans du fort vinaigre, & on lui donna par cuillerées la potion suivante.

Prenez des eaux distillées de plantain, de centinode, de bourse à berger, de chacune deux onces; du sang de dragon, du corail rouge, de la pierre hematite & de la confection d'hyacinthe, de chacun un demi-gros; de syrop de grande consoude, une once pour une potion. La malade se voyant administrer tout à coup l'Extrême-Onction, fut si effrayée, que sa perte de sang se calma dans l'instant. Les saignées du bras lui furent données si à propos, que dans l'espace de quatre ou cinq jours elle fut tirée d'affaire.

Observation II,

Observation II,

Par M. Buc'hoz.

J'ai eu à traiter plusieurs femmes attaquées de perte de sang. Je leur conseillai d'abord le repos & de garder le lit : je leur prescrivis au commencement dans leur bouillon l'usage du riz, & pour boisson ordinaire, de l'eau de riz avec le sucre. Quand ce remede n'opéroit pas suffisamment après un certain temps, je leur prescrivois une tisanne astringente faite avec les racines de bistorte, de tormentille, les feuilles de centinode, de bourse à pasteur, les fleurs de rose & les fruits de sumach. Ce remede opéroit très-bien ; mais je ne le prescrivois que quand je voyois qu'il n'y avoit presque plus d'espérance.

PETITE VÉROLE.

Observations de M. Marquet sur la petite vérole.

Observation I^{ete}.

LE 6 Septembre 1741, M. Cognel, Avocat à la Cour, âgé de dix-neuf ans, me fit avertir pour lui procurer du soulagement dans sa maladie : elle commença par la fievre, de grandes douleurs de tête & des reins, un abattement

& pesanteur de tout le corps, des cardialgies, de nausées, symptômes qui dénotoient une petite vérole imminente. La saignée du bras fut d'abord indiquée, d'autant plus que ce jeune homme étoit d'un tempérament sanguin, & fort sujet aux hémorrhagies du nez. Ayant donc été saigné dès les premiers jours, la seconde indication fut de purger l'estomac par le moyen de cinq grains de sel stibié, qui lui furent donnés le troisieme jour de sa maladie. Après l'effet du vomitif, on lui fit prendre pour boisson ordinaire la tisane faite avec la racine de scorsonnere, de bardane, les lentilles & la réglisse. Le quatrieme jour, la petite vérole commença à se manifester par quelques pustules qui parurent sur la poitrine du malade : pour lors je lui fis prendre la potion sudorifique suivante.

Prenez des eaux de scabieuse & de chardon bénit, de chacune trois onces ; confection d'hyacinthe, un gros ; antimoine diaphorétique, un scrupule ; syrop d'œillets, une once : faites une potion à prendre à la cuillerée.

Cette potion lui fut donnée pour procurer & faciliter l'éruption des pustules : mais comme le malade étoit fort sujet aux hémorrhagies du nez, & que l'hémorrhagie survenant dans le fort de l'éruption, seroit très-dangereuse ; pour la prévenir, je lui conseillai de se faire encore tirer deux palettes de sang du bras ; ce qui réussit au mieux : car quelques heures après la saignée, l'éruption se fit facilement & en peu de jours ; après il survint au malade une légere hémorrhagie, qui n'eut aucune suite fâcheuse.

Il continua jusqu'au neuvieme ou dixieme jour ses potions & sa tisane, en buvant néanmoins de temps en temps quelques verres de vin de Bourgogne ; mais comme les pustules, qui étoient en grand nombre, ne faisoient qu'une croûte; pour éviter les taches qui en sont ordinairement les suites, dès le neuvieme jour après l'éruption, je lui fis appliquer sur le visage de la crême fraîche mêlée avec de la craie blanche en poudre; l'une est anodine & l'autre est absorbante : elles remplirent très-bien l'indication ; car ce jeune homme n'est pas plus taché, que s'il n'avoit jamais eu la petite vérole. Pour couronner l'œuvre, je lui fis prendre la médecine suivante.

Prenez quatre onces d'infusion de rhubarbe, dans laquelle on délayera deux onces de manne & deux gros de tablettes diacarthami pour une médecine à prendre le matin, & deux heures après un bouillon; ce qui le purgea.

OBSERVATION II.

La vérole guérie par la petite vérole.

Il me souvient, dit le Docteur Marquet, d'avoir ouï dire à un Ecclésiastique, qu'étant à Vienne, à l'âge d'environ vingt ans, il y gagna une gonorrhée virulente, qui fut suivie de bubons, de chancres, de porreaux sur la verge & autour de l'anus, signes patognomiques de la vérole. Il revint en Lorraine en cet état, sans avoir pris aucun remede. Il fut attaqué d'abord à son arrivée de la petite vérole, qui guérit si bien la grosse dont il étoit infecté, que depuis ce temps il n'a eu aucun ressentiment de l'une ni de l'autre. Cet Ecclésiastique, âgé pour lors de cinquante-cinq ans, m'a assuré la vérité de ce fait. Il étoit encore plein de vie & de santé lorsque le Docteur Marquet publia cette observation.

Lettre sur l'extirpation de la petite vérole.

M. Bouillet pere, ce Médecin zélé de Béziers, emploie journellement, Monsieur, tout ce que son imagination féconde peut lui suggérer pour garantir son pays de la petite vérole. Il seroit bien à désirer qu'il pût y réussir aussi efficacement qu'il le souhaite ; il en résulteroit un grand bien pour l'humanité, infiniment supérieur à l'inoculation ; mais il est bien à craindre, il est même très-probable que le projet de M. Bouillet & des autres Médecins qui pensent comme lui, ne soit qu'idéal, & ne puisse se mettre en exécution. Cependant je vais, Monsieur, vous communiquer un Mémoire qu'il a fait imprimer tout récemment à Béziers, & qui, à proprement parler, ne differe presque en rien de celui dont je vous ai déjà fait part.

» Comme la petite vérole, dit M. Bouillet,
» ne regne pas toutes les années dans la plupart
» des villes du Languedoc, qu'elle n'y attaque
» ordinairement que les enfans, & qu'elle n'y
» est pas même extrêmement meurtriere, on
» la regarde communément dans le pays comme
» une maladie de peu de conséquence, & le
» peuple ne songe à prendre aucune précaution

» pour en prévenir le retour, quand on en eſt
» une fois délivré. Cependant, quoique cette
» maladie ne ſoit pas une vraie peſte, elle
» ne fait pour l'ordinaire guere moins de ra-
» vage parmi les enfans, quelquefois même
» parmi les adultes, que cette derniere. Il ſeroit
» donc, conclut M. Bouillet, à ſouhaiter qu'on
» ne regardât pas la petite vérole avec tant
» d'indifférence, & que ceux qui ont les rênes
» du Gouvernement, vouluſſent bien tourner
» leur attention vers un objet qui intéreſſe ſi
» fort le Public. Peut-être ne ſerons-nous pas
» mieux écoutés que pluſieurs ſavans Médecins,
» ſoit François, ſoit étrangers, qui, dans le
» ſiecle paſſé & depuis peu, ſe ſont propoſé
» le même objet, & qui n'ont pas manqué de
» déployer toute leur éloquence pour engager
» le Public à éteindre en Europe cette eſpece
» de fléau, comme on éteignit, dans les ſiecles
» paſſés, la lepre, & comme, au commencement
» de celui-ci, on étouffa la vraie peſte qui dé-
» voroit quelques-unes de nos contrées; du
» moins aurons-nous témoigné le déſir que
» nous avons de nous rendre utiles à tout le
» monde : & ſi nous n'oſons eſpérer de bannir
» l'indifférence de tous nos contemporains, au
» ſujet de l'extirpation de la petite vérole, &
» de les tirer de l'aſſoupiſſement où ils ſont à
» cet égard; peut-être aurons-nous le bonheur
» d'encourager quelques perſonnes zélées pour
» le bien de l'humanité, & de leur perſuader
» qu'il leur importe infiniment de ſe préſerver,
» eux & leurs ſemblables, d'une ſi cruelle ma-
» ladie. Pour y parvenir, il ſuffit de leur re-

» préfenter qu'on ne croit plus aujourd'hui que
» nous portons tous en naiffant le germe de
» cette maladie ; que nous fommes tous con-
» damnés à l'effuyer une fois dans la vie ; qu'au
» contraire, on eft perfuadé que c'eft une ma-
» ladie accidentelle, étrangere à notre climat,
» contagieufe comme la pefte, la lepre & quel-
» ques autres maladies qui nous font apportées
» des pays lointains. Il n'y a même qu'à leur
» faire voir qu'il eft de la prudence d'employer,
» à l'égard de la petite vérole, des moyens
» même plus faciles que ceux dont on s'eft fervi
» autrefois pour l'extinction des maladies étran-
» geres & contagieufes, & qu'on peut avec
» confiance s'en promettre le même fuccès.
» Ajoutons auffi, que fe préferver foi-même &
» une infinité d'autres perfonnes des atteintes
» d'une maladie auffi fouvent funefte que la
» petite vérole, feroit un grand fervice qu'on
» rendroit à l'humanité, & que ce ne feroit pas
» un petit honneur pour une ville dont les ha-
» bitans feroient les premiers à montrer l'exem-
» ple à leurs voifins. En cela ils ne feroient même
» qu'imiter quelques Nations barbares qui,
» dans le fiecle paffé, furent arrêter la conta-
» gion de la petite vérole, au rapport du
» Docteur Mead, & qui ont fu depuis peu
» s'en garantir, comme nous l'apprend M.
» Chappe d'Auteroche dans fon *Voyage de*
» *Sibérie*; exemples qui devroient, ce femble,
» faire honneur à une Nation auffi éclairée que
» la nôtre.

» Mais fans avoir recours à des notions
» étrangeres, combien d'exemples n'avons-nous

» pas parmi nous de gens qui sont morts, même
» dans un âge fort avancé, sans avoir jamais
» éprouvé la petite vérole ! Combien de gens
» ne voyons-nous pas aussi qui s'en sont pré-
» servés jusqu'à ce jour ! On vient même d'ap-
» prendre qu'il y a un village situé sur les
» montagnes de la Lozere en Gévaudan, où la
» petite vérole n'a pas pénétré depuis quarante
» ans. Ne désespérons donc de rien, ne nous
» rebutons point ; ne cessons de prêcher la pré-
» servation de cette maladie : le peuple à la
» fin se laissera instruire ; il renoncera à ses
» préjugés ; & se rendant docile aux leçons
» qu'on lui aura données, il concourra effica-
» cement à l'exécution d'un projet qui lui sera
» très-avantageux. Au reste, les précautions à
» prendre pour se préserver de la petite vérole,
» ne seront pas aussi difficiles qu'on pourroit
» se l'imaginer : les unes regardent le Public,
» & les autres chaque personne en particulier.
» C'est à MM. les Magistrats à ordonner les
» premieres, sur les représentations que doivent
» leur faire les Médecins de chaque Ville, &
» que les Médecins en corps de la ville de
» Béziers n'ont pas manqué de faire à ceux
» qui la gouvernent ; précautions qu'on publiera
» sans doute, en vue de prévenir le retour de
» cette maladie qui regne dans les lieux voisins.
» Quant aux personnes en particulier qui n'ont
» pas eu la petite vérole, voici les moyens les
» plus efficaces qu'elles peuvent employer pour
» s'en préserver elles-mêmes, leurs enfans &
» leurs voisins, dans les endroits d'où elle n'a

» point encore disparu, & dans ceux où elle
» pourroit s'introduire de nouveau.

» 1°. On évitera de visiter ceux qui seront
» attaqués de la petite vérole, principalement
» dans le temps qu'elle commence à suppurer,
» jusqu'à ce qu'ils soient parfaitement guéris,
» c'est-à-dire, jusqu'au quarantieme jour, &
» jusqu'à ce qu'on les ait lavés, & qu'on ait
» désinfecté leur maison. On évitera aussi,
» autant qu'on pourra, de communiquer avec
» ceux qui soignent les malades, à moins qu'ils
» n'aient eu la complaisance de se parfumer au-
» paravant avec la vapeur du sucre ou du vi-
» naigre jeté sur des charbons ardens ; & si on
» a touché quelque chose de suspect, on aura
» soin de se laver les mains avec de l'oxicrat.

» 2°. Lorsque la petite vérole surprendra
» quelqu'un dans sa propre maison, on aura
» d'abord soin de séparer les sains d'avec le
» malade, & on les empêchera de s'en appro-
» cher en aucune façon : on le fera servir
» dans la chambre la moins fréquentée par les
» gardes-malades, qui observeront de la tenir
» proprement ; qui se tiendront proprement
» elles mêmes ; qui se laveront souvent les mains
» avec de l'oxicrat; qui auront soin d'ouvrir
» quelquefois les fenêtres, après avoir suffi-
» samment couvert le malade ; qui ne négli-
» geront point de tremper dans de l'eau bouil-
» lante le linge qui lui aura servi, & celui dont
» elles se seront servies ; qui feront brûler de
» temps en temps quelques grains de genievre
» ou quelques feuilles de plantes aromatiques;

» qui ramasseront & jetteront au feu les croûtes
» qui feront tombées du corps du vérolé, &
» qui ne fortiront point fans s'être parfumées.
» On laiffe aux Médecins, aux Chirurgiens &
» aux Apothicaires le foin de prendre eux-
» mêmes les précautions convenables pour ne
» pas porter ailleurs cette maladie.

» 3°. Quand le malade fera guéri, on ne
» le laiffera point fortir, qu'il n'ait été lavé
» avec une éponge imbibée d'un mélange de
» vin & d'eau tiede, ou d'une décoction de
» genievre ; on en ufera de même à l'égard de
» fa garde. On définfectera la chambre où il
» aura été traité, de même que tous les meu-
» bles qui y étoient enfermés, par la vapeur
» du foufre qu'on y fera brûler, après en avoir
» fait fortir tout le monde & fermé les fenê-
» tres & la porte, qu'on ne rouvrira que douze
» heures après. On brûlera la paille du lit dont
» il s'eft fervi; on mettra à la leffive tout ce
» qui pourra y être mis, après l'avoir trempé
» dans l'eau bouillante, & on laiffera à l'évent
» les matelas pendant plus de quarante jours,
» ou on en fera laver la laine.

» Il eft vrai que tout ce qu'on vient de dire
» ne convient qu'à des gens riches & logés com-
» modément; mais c'eft aux Magiftrats à ordon-
» ner aux pauvres ce qu'ils jugeront convenable,
» foit pour prévenir le retour de la petite
» vérole dans les lieux où elle a difparu, foit
» pour en arrêter la propagation dans ceux où
» elle fe feroit introduite, & pourvoir au lo-
» gement de leurs malades, & à les faire traiter
» avec les précautions néceffaires.

» Des gens pusillanimes penseront peut-être
» que la seule frayeur que pourroient causer
» la publication de la petite vérole & le détail
» des précautions qui seroient ordonnées pour
» s'en préserver, seroit capable de causer plus de
» mal dans une ville ou dans un village, que ne
» feroit la petite vérole elle même. Mais comme
» cette idée ne sauroit avoir lieu dans l'esprit
» des personnes un peu instruites, qui savent
» que la seule frayeur n'a jamais occasionné des
» maladies épidémiques, & qu'il faut faire con-
» noître au peuple le danger dont il est me-
» nacé, afin qu'il se détermine à l'éviter, on
» ne s'amusera pas à faire voir le peu de fon-
» dement de cette pensée : d'ailleurs, il ne faut
» que se rappeler que, lors de la derniere peste
» qui ravageoit la Provence, on n'eut pas
» plutôt pris les précautions pour en arrêter
» le cours ; bien loin que le peuple des lieux
» où elle n'avoit pas encore pénétré tombât de
» frayeur, il eut le bonheur de se garantir de
» ce fléau ; & il est à présumer que la petite
» vérole ne se répandra pas non plus dans les
» endroits où l'on prendra les précautions pour
» lui en interdire l'entrée. D'autres ne man-
» queront pas de dire, qu'à moins que S. M.
» ne donne des ordres, personne ne voudra
» s'astreindre à garder les précautions requises
» pour préserver le Public d'un mal que la
» plupart des gens d'un certain âge qui l'ont
» essuyé, ne craignent plus pour eux-mêmes,
» parce qu'il est rare qu'on l'éprouve une se-
» conde fois : mais c'est pousser trop loin la
» méfiance. Il se trouvera par-tout des gens

» zélés pour le bien public, de bons patriotes,
» des personnes éclairées qui connoissent les
» devoirs de l'humanité, & qui se croient obli-
» gées de les remplir ; & leur exemple suffira
» sans doute pour donner le ton à tous leurs
» compatriotes : en tout cas, ce seroit tant pis
» pour ceux qui ne voudroient pas obéir ; ils ris-
» queront d'être punis de leur indocilité, sinon
» en leurs personnes, du moins en celles de
» leurs enfans, ou des enfans de leurs parens
» & amis.

» Convenons cependant (ce sont toujours
» les termes de M. Bouillet) qu'un pareil projet
» réussiroit bien mieux & beaucoup plus vîte,
» si on pouvoit faire intervenir l'autorité du
» Prince ; le peuple seroit forcé, pour ainsi dire,
» malgré lui, de travailler à sa propre conser-
» vation. Malheureusement l'esprit de parti se
» glisse par-tout, & s'oppose à l'avantage du
» Public. Réunissez les sentimens de tous les
» Médecins en faveur de l'extirpation de la
» petite vérole, & vous verrez bientôt arriver
» des ordres supérieurs. En attendant, rien
» n'empêche que chaque ville & chaque village
» ne puissent en particulier se précautionner
» contre cette maladie : & n'est-il pas de la
» prudence de le faire ?

» Enfin on fera craindre l'interruption du
» commerce entre les lieux infectés de la petite
» vérole & ceux qui prendront des précautions
» pour s'en préserver ; ce qui pourroit causer
» quelque préjudice aux uns & aux autres : mais,
» outre que la conservation du Public doit
» l'emporter sur la crainte d'un préjudice qui

» ne peut guere avoir lieu, parce que les
» enfans qui ont le plus d'intérêt à se préserver
» de la petite vérole, ne sont pas ceux qui font
» le commerce, il sera aisé de faire voir que
» si cette crainte n'est pas tout-à-fait vaine,
» elle ne mérite pas du moins qu'on s'en oc-
» cupe beaucoup; & en effet, la petite vérole
» n'exige pas, à beaucoup près, autant de
» précautions que la peste; & cependant on
» vit, en 1720 & en 1721, que, malgré
» les grandes précautions qu'on prenoit dans
» la plupart des villes du Languedoc, même
» avant qu'on y eût établi des lignes, le com-
» merce n'y fut jamais interrompu, quoique
» tout le monde, jeunes & vieux, fussent bien
» fondés à craindre un si terrible effet. Il n'y
» aura donc parmi les hommes faits que ceux
» qui n'auroient pas eu la petite vérole, sur
» l'esprit desquels les précautions ordonnées par
» les Magistrats pourroient faire quelque im-
» pression; & ce que le commerce pourroit
» souffrir de leur part seroit bien peu de chose.
» D'ailleurs, cette interruption, si elle avoit
» lieu par rapport à quelques personnes qui
» n'auroient pas eu la petite-vérole, ne seroit
» tout au plus que de deux ou trois mois, après
» lesquels, si on avoit soin de désinfecter les
» lieux qui auroient été attaqués de la petite
» vérole, il n'y auroit absolument plus rien à
» craindre, & le commerce pourroit redevenir
» entiérement libre ».

   M. Bouillet finit son Mémoire, en exposant la maniere de traiter la petite vérole, lorsqu'on vient malheureusement à en être attaqué.

PHRÉNÉSIE.

Observations de M. Marquet sur la phrénésie.

Observation Iere.

Le 5 Août 1725, je fus invité de me transporter au village de Harancourt, distant de deux lieues de Nancy, pour guérir le nommé Leduc, Amodiateur audit lieu, attaqué d'une phrénésie des mieux caractérisées : elle étoit accompagnée de fievre aiguë, de veilles, de rêveries, de fureur, de douleurs de tête, de perte de mémoire ; accidens qui provenoient de l'inflammation & du mouvement déréglé des esprits animaux : c'est pourquoi la premiere indication fut d'appaiser ces accidens par le secours de la saignée du bras & du pied réitérée.

Deux ou trois heures après la saignée, je fis donner au malade le remede suivant.

Prenez des feuilles de mauve, de violettes, de seneçon, de laitue, de chacune une poignée, que l'on fera bouillir, pendant une demi-heure, avec une chopine d'eau de fontaine. L'on délayera dans la colature une once *d'hiera-picra-galeni*, & une once de miel mercuriel pour un lavement.

Le lendemain je fis purger le malade avec trois onces de la tisane royale rafraîchissante, comme il suit.

Prenez des racines de chicorée, d'oseille, d'althea, de nymphæa, de chacune une demi-once; des feuilles de pourpier, de laitue, de chacune une poignée, que vous ferez bouillir, pendant une demi-heure, dans trois demi-setiers d'eau de fontaine : ensuite on ajoutera à la colature feuilles de séné, une demi-once; réglisse, deux gros; la moitié d'un citron coupé par tranches; sel de prunelles, trois gros; roses pâles, une pincée, qu'on laissera infuser, pendant la nuit, sur des cendres chaudes : le lendemain on délayera dans la colature bouillante trois onces de pulpe de casse pour une tisane royale, dont le malade prendra un verre le matin à jeun à six heures, un autre verre deux heures après, & un troisieme vers dix heures, & entre chaque verre un peu de bouillon.

Le malade ayant été suffisamment saigné & purgé, prit les bains d'eau douce pendant quinze jours; après quoi on lui appliqua un grand emplâtre vésicatoire sur la nuque du cou. Ces remedes, donnés à temps & à propos, le rétablirent en parfaite santé dans l'espace de cinq ou six semaines.

Observation II.

Le 12 Juin 1734, je fus appelé pour secourir la fille du sieur Lamort, ancien Tabellion à Saint-Nicolas, attaquée de phrénésie, c'est-à-dire, d'un délire continuel, avec fureur & fievre aiguë. Cette fille étoit pour lors âgée d'environ vingt ans : elle tenoit des discours extravagans, faisoient des réponses sans suite

& hors de propos, n'ayant aucun rapport aux demandes qu'on lui faisoit : elle avoit les yeux rouges, enflammés, étincellans, la langue épaisse & noirâtre, les urines crues, sans dépôt.

Cette maladie est causée par l'inflammation & par le mouvement déréglé des esprits animaux; c'est pourquoi mon indication se porta d'abord à faire une saignée du bras à la malade, & le lendemain une saignée du pied.

En même temps, pour calmer la grande agitation du sang, je prescrivis le remede suivant.

Prenez une livre de décoction rafraîchissante, dans laquelle on dissoudra une once *d'hiera-picra*, & une once de miel mercuriel pour un lavement; ensuite on fit une troisieme saignée à la malade; après quoi je prescrivis la potion suivante.

Prenez une demi-once de tamarin, feuilles de chicorée, de laitue, de chacune une demi-poignée : faites bouillir dans huit onces d'eau de fontaine; ensuite on fera infuser dans la colature deux gros de séné, un demi-gros de *semen contra*; une once de casse récemment extraite : l'on ajoutera à l'expression une demi-once de vin émétique pour une médecine à prendre le matin.

Cette potion purgea considérablement la malade : mais comme ses délires néphrétiques continuoient, avec insomnie, je prescrivis l'émulsion rafraîchissante & narcotique suivante.

Prenez six gros des quatre grandes semences froides, semences de pavot blanc, deux gros;

eau de laitue & de nénuphar, de chacune trois onces; syrop de diacode & eau de roses, de chacune deux onces, pour une émulsion que l'on divisera en deux prises, à prendre le soir deux jours de suite.

Après quoi, pour débarrasser le cerveau, je fis appliquer sur la nuque du cou de la malade un grand emplâtre vésicatoire. Ce dernier remede, joint aux précédens, qui furent réitérés plusieurs fois pendant un mois ou environ, procurerent une santé parfaite à la malade.

PHTYSIE.

DISSERTATION sur la phtysie pulmonaire, par M. BUC'HOZ.

La pulmonie est une maladie chronique des poumons, accompagnée d'une fievre lente qui redouble le soir & après le repas, d'une sueur nocturne, principalement à la poitrine, d'une légere difficulté de respirer, d'une toux qui augmente le soir & le matin vers la pointe du jour, & dans laquelle on rend des crachats, d'abord sanguinolens, ensuite purulens. Cette maladie est toujours suivie d'un amaigrissement ou d'une consomption totale de tout le corps.

La cause premiere & immédiate de la phtysie est un ulcere ou amas de tubercules ulcérés dans les poumons. Tout ulcere est occasionné par la solution de continuité des vaisseaux. Cette solution ne peut se faire que tous les
vaisseaux

vaisseaux qui aboutissent à cette partie, surtout les artérioles, ne se trouvent forcés, contre l'ordinaire, à de nouvelles oscillations ; mais ces oscillations entraînent nécessairement un mélange de petits fragmens des vaisseaux coupés ou lacérés avec le sang qui croupit dans les conduits ; du mélange intime de ces deux substances, il s'en forme une troisieme, connue vulgairement sous le nom de *pus* : elle est des plus pernicieuses à l'économie animale. Quand l'hémophthysie se change donc en phthysie, le crachement, au lieu d'être sanguinolent, devient purulent ; non que le sang extravasé se putréfie dans la substance des poumons, comme on le croit ordinairement, mais plutôt parce que le sang, croupissant & contenu dans la cavité des petits vaisseaux de ce viscere, s'y trouve atténué & divisé par le moyen d'un mouvement oscillatoire ou contre nature, & s'unit intimement avec les corpuscules ou petits fragmens, aussi divisés des parties lacérées. L'expérience nous démontre invinciblement cette vérité : & en effet, pour que le sang se change en pus, ne faut-il pas qu'il croupisse dans les cavités des vaisseaux, & qu'il se trouve comme assujetti aux battemens réglés de leurs oscillations ; en sorte que les parties extérieures & lacérées ne fassent, pour ainsi dire, qu'un seul & même corps avec le sang ? Tout ce qui sera donc capable de troubler, dans la substance des poumons, la circulation du sang, & d'y causer une solution de continuité dans les vaisseaux, & par-là un ulcere, peut être regardé comme une cause éloignée de la phthysie. Parmi

Tome III.   C les différentes causes éloignées qui constituent cette maladie, la premiere sans contredit est le défaut de conformation de la poitrine. Ceux qui ont la poitrine resserrée & droite, le cou long & les épaules élevées, sont immanquablement sujets à la pulmonie, sur-tout s'il se trouve chez eux une disposition héréditaire & une grande mollesse dans la substance de leurs poumons. Dans ces sortes de personnes, les poumons ne peuvent, à cause de l'étranglement de la poitrine, se dilater suffisamment pour pouvoir admettre toute la quantité de sang qui y est apportée à chaque contraction du cœur: de là des embarras dans ce viscere, des anfractuosités, & par conséquent la rupture de ses vaisseaux, & enfin l'exulcération. On a toujours observé que ceux qui ont la poitrine resserrée, deviennent hémophthysiques, pour peu qu'ils se dérangent dans leur régime de vie.

La seconde cause éloignée de la phthysie est la grande quantité de sang, qu'on nomme *pléthore* : aussi voyons-nous souvent des femmes attaquées de cette maladie à la suite des suppressions menstruelles, des hommes après la cessation des hémorrhoïdes, & des jeunes gens à qui on a arrêté trop vîte les hémorrhagies du nez. La raison en est toute évidente ; les évacuations ordinaires du sang étant supprimées, il faut qu'il regorge dans les vaisseaux des poumons ; mais il ne peut y regorger, qu'il ne les dilate extraordinairement, & par conséquent qu'il n'y occasionne une rupture : de là l'hémophthysie, & bientôt après la phthysie. Par la même raison, ceux-là seront aussi sujets à l'exulcération des poumons, qui arrêteront par des remedes aftringens les fueurs qui leur font ordinaires, qui fe feront rentrer fans aucune précaution, par des topiques dangereux, les maladies extérieures de la peau, ou qui chercheront à confolider imprudemment des ulceres invétérés. Rien n'eft auffi fi commun que de voir devenir phthyfiques, ceux qui refpirent des miafmes corrofifs dans les mines, les laboratoires de chimie, & autres lieux où on diftille des efprits âcres & où on remue des poudres corrofives. Ces fortes d'exhalaifons font fi dangereufes, qu'elles déchirent la fubftance tendre des poumons, & y occafionnent des ulceres. On ne peut pour lors employer trop de précautions pour garantir les bronches pulmonaires de ces exhalaifons cauftiques.

La phthyfie eft ou originaire & idiopathique, lorfqu'elle eft héréditaire, ou qu'elle provient de quelques vices des poumons ou de la poitrine; ou fecondaire & fymptômatique, lorfqu'elle doit fon origine à quelques maladies antérieures, à des bleffures, à une chute, ou à quelques autres caufes accidentelles.

La phthyfie eft encore, ou commençante & dans fon premier degré, lorfqu'elle eft, pour ainfi dire, dans le berceau, & qu'elle n'eft accompagnée que de légers fymptômes; ou elle eft dans fon fecond degré, ce qu'on appelle *phthyfie confirmée*, lorfque les fignes de l'exulcération des poumons font manifeftes & évidens; ou enfin elle eft invétérée & dans fon troifieme degré; ce qu'on reconnoît par la violence des fymptômes & par la longueur de la maladie, qui a rendu le malade dans un état à en faire désespérer.

Cette maladie enleve aussi, tantôt en peu de temps le malade, comme il arrive aux jeunes gens; tantôt elle ne devient dangereuse qu'après un long laps de temps, ainsi qu'on le remarque souvent dans les vieillards. On peut dire encore de la phthysie, qu'elle est, ou endémique, c'est-à-dire, propre aux habitans d'un pays: elle est très-commune en Portugal & en Angleterre; ou contagieuse dans les sujets disposés: elle se communique à un mari, à une épouse, aux personnes qui visitent le malade, ou qui sont à son service.

On distingue la phthysie de la vomique, en ce que la vomique est un abscès caché dans la substance des poumons, tandis que la phthysie est un ulcere sordide, qui ronge insensiblement & dévore ce viscere: aussi crache-t-on le pus dans la phthysie; au lieu que dans la vomique il reste dans la cavité des poumons, & y est renfermé dans une espece de vessie.

La phthysie commençante est susceptible de guérison: une diete convenable, un usage prudent des médicamens bien appropriés, font très-bien dans ce cas. La phthysie confirmée ne peut presque pas se guérir, & l'invétérée est mortelle. Aussi Hippocrate dit que du crachement de sang s'ensuit le crachement de pus, du crachement du pus, la phthysie, & de la phthysie, la mort.

Lorsque le pus des phthysiques sent mauvais, & qu'il se supprime totalement, ou enfin, lorsque le flux survient aux malades, on peut dire que sa mort n'est pas loin, ainsi que le démontre l'expérience. La douleur & l'ulcération de la bouche & du gosier, l'enflure des jambes, la chute des cheveux, annoncent aussi une fin prochaine.

Quoique toute phthysie soit mortelle par elle-même, si on en excepte la phthysie commençante; cependant l'accidentelle, pourvu qu'elle ne soit pas ancienne, peut plus facilement se guérir que l'héréditaire, ou que celle qui provient d'un défaut de conformation dans la poitrine; car les vices corporels qui nous sont communiqués par nos parens, ou qui nous viennent du défaut de conformation, ne peuvent se guérir par les remedes.

Quant à la cure de cette maladie, elle est presque impossible quand elle est fortement enracinée. Cependant, comme on peut guérir la phthysie commençante, & qu'on peut même encore plus facilement l'éviter, nous allons rapporter ici la cure prophylactique de cette maladie, & de là nous passerons à sa cure palliative.

Quand quelqu'un paroît attaqué d'une phthysie commençante, ou qu'il en est menacé par une disposition héréditaire, ou par quelque autre accident, l'indication pour le Médecin est d'empêcher une trop grande affluence d'humeurs dans les poumons, déjà foibles & affectés. Pour satisfaire à cette indication, il prescrira des remedes révulsifs, & capables d'intercepter le cours trop abondant des humeurs vers la poitrine : les saignées du pied, les frontaux, les setons, les scarifications, les lave-pieds, les demi-bains feront très-bien dans ces cas; ils détourneront les humeurs de la poitrine, les détermineront vers les parties inférieures, & en diminueront la quantité. On emploiera aussi très-sagement les remedes tempérans & propres à calmer l'effervescence des humeurs ; tels que sont les rafraîchissans & les humectans. C'est pour cette raison que le laitage & les alimens farineux conviennent pour cette maladie ; ils sont même de grands préservatifs contre la pulmonie. Nous placerons encore dans la même classe tous les remedes capables de tempérer le sang, de rendre la lymphe balsamique, & de corriger l'acrimonie des humeurs ; tels que sont les absorbans, les incrassans & les bains. Quoique ces remedes soient d'un grand secours dans la phthysie commençante & menaçante, cependant rien ne l'emporte sur une diete convenable, sur l'équitation, & principalement sur le changement d'air ; & lorsqu'on néglige ces moyens, souvent emploie-t-on des remedes en vain. On a observé que l'air épais convient mieux aux phthysiques que l'air vif, & qu'ils se portoient infiniment mieux dans des endroits marécageux, sur les bords des rivieres & dans les grandes villes, d'où s'éleve continuellement une quantité de vapeurs, que sur les hauteurs : aussi conseille-t-on souvent aux malades attaqués de la consomption de voyager sur mer ; le mouvement du vaisseau, joint aux vapeurs qui s'élevent de la mer, peut souvent réussir dans cette maladie.

Quand la phthysie est toute formée, & qu'elle est dans son second degré, l'indication qu'il y a à remplir, est de déterger & de consolider l'ulcere : mais comme on n'a presque aucun moyen pour y parvenir, ainsi que je le ferai voir plus bas, il suffit pour lors à un Médecin d'établir une cure palliative, c'est-à-dire, de diminuer les symptômes, ou du moins de les rendre plus supportables, en provoquant les crachats, en mitigeant la toux, en combattant la fievre, & en restaurant les chairs consommées. Le lait, avec toutes ses différentes préparations, est pour lors très-bien indiqué; il devient non seulement un remede incrassant & abstersif, mais aussi un aliment doux, tempérant & restaurant, sur-tout si on rend son usage plus efficace par quelques absorbans & quelques légers fébrifuges, comme le bois de quassi. Quant aux nouveaux symptômes qui paroissent sur la fin de la phthysie, tels que la diarrhée, la dyssenterie, l'ulcération de la gorge, l'enflure des jambes, la suppression des crachats, &c.; quoique dans ces extrémités on ne doive pas beaucoup attendre de l'art, cependant un Médecin tâchera de secourir le malade; si ce n'est pas par des médicamens, du moins par des conseils prudens. Il fera de son mieux pour adoucir la violence de ces symptômes, en employant même les remedes qui conviennent à chaque maladie particuliere.

Quelqu'un demandera peut-être ici pourquoi l'ulcere des poumons ne peut se guérir, tandis qu'on guérit tous les ulceres du corps? La raison en est toute visible : l'air entre continuellement dans les poumons, & il n'y peut entrer sans empêcher l'ulcere de se consolider. Le moins versé dans la Chirurgie n'ignore pas que l'impression de l'air est pernicieuse à tout ulcere, plaie & blessure, & qu'on ne peut parvenir à les consolider, qu'en leur ôtant toute communication avec l'air extérieur. Il faut encore, pour consolider une plaie ou un ulcere, que la partie affectée soit en repos, ou du moins qu'elle n'ait qu'un mouvement fort léger. Par quel moyen pourroit-on donc consolider les ulceres des poumons, puisque les poumons sont continuellement & nécessairement en mouvement ?

Quand on voudra purger un phthysique, on prescrira une demi-poignée de raisins de Corinthe, auxquels on aura ôté les pepins; une demi-once de tamarin gras; un demi-gros de rhubarbe concassé : on fera cuire le tout dans six onces de bouillon de poulet pendant une demi-heure : on ajoutera à trois onces de cette colature deux onces de manne, pour une portion purgative à prendre le matin.

Un bon bouillon à prendre tous les jours dans la phthysie commençante, est celui-ci. *Prenez* un mou de veau; coupez-en par morceaux une livre; cuisez-le & l'écumez pendant deux heures dans une suffisante quantité d'eau de fontaine : ajoutez ensuite une once de racines de pas d'âne, quinze paires de jujubes, dix paires de sebeste; cuisez le tout pendant une heure : sur la fin de la coction, ajoutez des feuilles de pas-d'âne, de pulmonaire, de chacune une demi-poignée; des fleurs de pied-de-chat une pincée : passez & exprimez pour un bouillon.

On peut aussi ordonner dans la phthysie commençante le remede suivant. *Prenez* conserve de grande confoude & de rofes, de chacune une demi-once; de corail rouge préparé & des yeux d'écreviffe, de chacun un gros & demi; de l'anti-hétique de Poterius, un gros; de fyrop de pas-d'âne, fuffifante quantité: faites un opiat, dont la dofe fera d'un gros matin & foir.

La boiffon ordinaire fera de la tifane faite avec deux onces de racines de grande confoude; dix paires de jujubes, qu'on fera cuire dans quatre livres de décoction d'orge, qu'on réduira aux trois quarts : on ajoutera fur la fin deux gros de régliffe raclée & concaffée.

Le meilleur remede dans la phthyfie eft le lait d'âneffe. On confeillera auffi pour tout aliment la diete blanche; & fi la toux furvient au malade pendant la nuit & à l'heure du fommeil, on lui donnera des narcotiques fous la forme d'émulfion.

Quoique nous ayons dit plus haut, avec la plupart des Médecins, qu'on ne pouvoit guérir que la phthyfie commençante, cependant le Docteur Marquet, Médecin Botanifte de feu Léopold Ier, Duc de Lorraine, affure en avoir guéri plufieurs qui fe trouvoient être dans le fecond degré, & dont la plupart étoient abandonnés, même des Médecins. Il leur prefcrivoit l'opiat fuivant.

Prenez baume de Leucatel, une once; blanc de baleine, une demi-once; mâchoires de brochet, anti-hétique de Poterius, antimoine diaphorétique, poudre de diatraganthe froid, fang de bouquetin, yeux d'écreviffe, corail en poudre, de chacun un gros : mêlez ; faites un opiat, avec une fuffifante quantité de fyrop de diacode, dont le malade prendra tous les jours

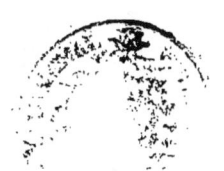

un gros, matin & soir, & par-dessus une infusion théiforme de scabieuse.

Cet opiat, joint à un régime convenable, a produit des effets merveilleux dans la phthysie ; les observations que nous allons rapporter en serviront de preuves.

OBSERVATIONS de M. MARQUET sur la phthysie pulmonaire.

OBSERVATION Ire.

Le 10 Novembre 1731, la femme du sieur Marchand, Régent d'Ecole à Nancy, attaquée d'une phthysie pulmonaire, me fit prier, dit M. Marquet, de me charger du rétablissement de sa santé. Elle toussoit beaucoup, & crachoit des matieres purulentes, épaisses & quelquefois teintes de sang : elle maigrissoit continuellement, & elle étoit tourmentée d'une fievre continue, avec des redoublemens, trois ou quatre heures après le repas. Tous ces symptômes ne laissoient aucun doute d'une phthysie pulmonaire. Mon indication se porta donc à prescrire les remedes suivans.

J'ordonnai pour boisson ordinaire de la tisane faite avec des racines de petasite, d'*énulacampana*, de grande consoude, de chacune une demi-once ; des feuilles de buglose, de sanicle, de pervenche, de scabieuse, de pulmonaire, de chacune une demi-poignée ; de fleurs de tussilage, une pincée ; de la réglisse, une demi-once ; le tout bouilli dans cinq chopines d'eau de fontaine, réduit à un pot : je purgeai la malade de quinze jours à autres, & je lui prescrivis l'usage de l'opiat anti phthyſique (voyez la formule ci-deſſus). La malade fut guérie radicalement par l'uſage de ce remede.

Observation II.

Le 18 Mars 1732, la femme du nommé Michel, Charpentier, demeurant rue Saint-Julien à Nancy, me pria, dit toujours M. Marquet, de la traiter d'une phthyſie pulmonaire dont elle étoit attaquée : elle touſſoit ſouvent, & crachoit des matieres épaiſſes, purulentes, quelquefois mêlées de ſang. Elle avoit une fievre lente, & ſe plaignoit d'une douleur & d'une eſpece de tiraillement entre les deux épaules : elle maigriſſoit de jour en jour, &, ne pouvoit dormir que la tête fort élevée ; ce qui caractériſoit le dépôt ſur la poitrine, le poumon ulcéré, & la phthyſie confirmée. Pour détourner la matiere du dépôt & pour diminuer la grande ardeur du ſang & la fievre lente, je fis faire à la malade une légere ſaignée du bras ; enſuite, pour la préparer à recevoir l'impreſſion des remedes altérans, je la fis purger comme il ſuit.

Prenez pulpe de caſſe récemment extraite & manne, de chacune une once ; électuaire diacarthami, un gros & demi : faites diſſoudre le tout dans quatre onces d'eau de ſcabieuſe, pour une potion à prendre le matin.

La malade ayant été efficacement purgée, ſe mit à l'uſage de l'opiat béchique ci-deſſus, qu'elle continua pendant environ quinze jours, & enſuite de lait de vache, dont elle prit tous les matins un demi-setier, après l'avoir fait bouillir, & y avoir dissout la grosseur d'une noix de sucre candi. Elle continua son lait jusqu'à parfaite guérison, en se purgeant au commencement & à la fin avec la médecine prescrite ci-dessus.

Observation III.

Pulmonie & hydropisie.

Le 4 Janvier 1733, continue toujours notre Observateur, je fus mandé par le sieur Duplin, Directeur du Bureau de Tabac, âgé de quarante-deux ans, étant pour lors à Sainte-Menehoult, pour le guérir de deux maladies compliquées; savoir, de la phthysie pulmonaire & de l'hydropisie anasarque.

Le malade étoit tourmenté d'une toux seche, d'un crachement de matieres épaisses, d'une fievre lente continue, avec redoublement le soir & après le repas, de migraines, de sueurs nocturnes, principalement sur la poitrine, & d'une enflure de tout le corps, notamment des cuisses, des pieds, des jambes & du scrotum. La phthysie en général est un ulcere des poumons, dit l'Observateur, causé par un sang épanché dans sa substance : ce sang ne sauroit être épanché hors de ces vaisseaux, sans y croupir, s'il n'est expectoré ; il ne sauroit y séjourner sans s'y corrompre, sans s'épaissir & sans se changer en une matiere purulente. C'est cette matiere jaune & épaisse que les pulmoniques crachent continuellement, sur-tout le matin en toussant. C'est cette matiere qui leur donne la fievre lente, parce qu'il s'en resorbe une partie par la voie de la circulation; ce qui cause au sang une effervescence & un mouvement fébril; c'est elle qui, en passant par la trachée-artere, l'irrite par son acrimonie, & produit la toux; c'est elle aussi qui épaissit le sang, en sorte que la sérosité s'en sépare souvent en si grande quantité, qu'elle produit l'enflure de tout le corps & les sueurs nocturnes, principalement sur la poitrine; c'est enfin cette matiere qui cause de la maigreur au malade, parce que le chyle, destiné à nourrir les parties du corps, s'arrête dans l'ulcere, y fermente, & contracte une âcreté plus capable de racler les parties du corps & les exténuer, que de s'y attacher pour leur servir de nourriture. Tout le monde sait que la phthysie pulmonaire est très-dangereuse, & presque toujours mortelle, sur-tout lorsqu'elle est compliquée avec l'hydropisie. Cependant, pour tenter une guérison incertaine, je commençai par purger le malade avec une dissolution de deux onces de pulpe de casse dans une once de décoction vulnéraire, à laquelle j'ajoutai vingt-cinq grains de jalap en poudre & autant de rhubarbe. Après l'effet de cette médecine, je lui fis prendre tous les matins un gros de l'opiat béchique, auquel j'ajoutai trois gros de cloportes en poudre.

Pour boisson ordinaire, je lui conseillai de la tisane faite avec les feuilles d'hyssope, de pervenche, de marrube blanc, de scabieuse, les racines d'*enula-campana* & de réglisse. Je lui prescrivis aussi les bouillons composés de la maniere suivante.

Prenez la moitié d'un mou de veau avec le cœur, fleurs de pas-d'âne, feuilles de pulmonaire, de chacune une pincée; une carotte: le tout sera mis dans un pot de terre avec une pinte d'eau, que l'on fera réduire au tiers: passez avec expression pour le matin, & continuez pendant quinze jours.

Ces remedes firent beaucoup cracher le malade, diminuer la toux & les autres symptômes, à la réserve de l'hydropisie qui restoit toujours la même: c'est pourquoi je jugeai à propos de lui prescrire l'opiat apéritif & fondant qui suit.

Prenez safran de mars apéritif, une demi-once; extrait de fumeterre, de houblon, de chicorée sauvage, rhubarbe choisie, de chacun deux gros; sel de tamarisc, crême de tartre, sagapenum, gomme ammoniaque, de chacun un gros; mercure doux, racine de jalap, de chacun un demi-gros: faites avec le syrop des cinq racines apéritives un opiat, dont la dose sera d'un gros tous les jours le matin. Le malade prit donc un gros de cet opiat, & par-dessus le bouillon pectoral dont on vient de donner la formule, & tous les soirs un gros de l'opiat béchique. Il fut purgé de temps en temps avec deux onces de manne délayée dans un bouillon; ce qui lui procura une entiere guérison pour le mois d'Avril suivant.

Observation IV.

Le 16 Septembre 1763, M. d'Assale, Avocat à la Cour, âgé d'environ trente cinq ans, fut attaqué d'un crachement de sang très-copieux, accompagné de point de côté, de toux, d'oppression de poitrine, avec fievre continue; symptômes qui caractérifoient la péripneumonie. Ledit d'Affale, qui étoit pour lors en campagne, négligea de fe faire foulager; & faute de quelques faignées du bras, il fe fit un dépôt fur fa poitrine, qui dégénéra en ulcere du poumon. Etant de retour à Nancy, il m'envoya chercher pour lui procurer fa guérifon. Il fouffroit des douleurs violentes entre les deux épaules; il étoit oppreffé, & ne pouvoit dormir que la tête fort élevée: il étoit tourmenté d'une toux feche; il crachoit du fang & des férofités. Point d'appétit, une fievre lente, & des redoublemens tous les foirs, faifoient maigrir le malade à vue d'œil: fes urines étoient crues, fans dépôt; fon pouls étoit dur, élevé & fréquent.

A la vue de ces fymptômes, l'on ne pouvoit douter qu'il ne fût attaqué d'un ulcere aux poumons, caufé par un fang épanché dans fes véficules, qui, par fon féjour, s'étoit corrompu, changé en pus, & avoit produit l'ulcere. Quoique ces fortes de maladies foient toujours dangereufes & le plus fouvent mortelles, cependant je tentai la guérifon de la maniere fuivante.

Ma premiere indication fut la faignée du bras, que je fis réitérer plufieurs fois, afin de diminuer la fievre, d'appaifer l'inflammation, de dégager la poitrine, de foulager la toux & l'oppreffion. Je fis prendre enfuite au malade, tous les matins & foirs, les herbes vulnéraires fuivantes.

Prenez racines d'*enula-campana*, de parelle coupée menue, de chacune une once; feuilles de pervenche, de lierre terrestre, de scabieuse, de chacune une poignée; fleurs de tussilage, de pied-de-chat, de chacune une demi-poignée: hachez & mêlez le tout, pour en prendre, tous les matins & soirs, une pincée en guise de thé: les crêmes de riz, d'orge & les bouillons du mou de veau furent mis en usage. Je lui fis prendre aussi pendant long-temps, tous les matins, un demi-gros de baume de Leucatel, & ensuite neuf ou dix gouttes du baume du Pérou. Il fut purgé de temps en temps avec la pulpe de casse récente, délayée dans quatre ou cinq onces d'eau vulnéraire simple.

Pendant le mois de Mai suivant, je mis mon malade à l'usage du lait de vache, coupé avec la décoction de squine. Ces remedes lui rétablirent la santé. Il est à croire que la matiere de l'ulcere ayant été resorbée dans les veines par la voie de la circulation, le malade fut attaqué d'une fistule à l'anus, causée par la même matiere qui fit un dépôt sur cette partie; dépôt que l'on appelle *métastase;* dépôt qui n'a pu être guéri que par l'opération.

Mais sept à huit ans après, le malade ayant été reçu Avocat au Conseil, il alla demeurer à Lunéville, où il eut une rechute de sa pulmonie, & où il mourut à mon insçu.

Observation V.

Le 14 Mars 1734, je fus prié de visiter la fille du nommé François, demeurant aux hôtels de de la Gendarmerie, près la porte Saint-Jean de Nancy. Les symptômes de sa maladie étoient la toux seche, la fievre lente, le crachement de matieres purulentes, quelquefois teintes de sang, la migraine & l'exténuation de toutes les parties du corps, &c.; symptômes qui caractérisent nécessairement la phthysie pulmonaire, ou l'ulcere des poumons.

Quoique ces maladies soient très-difficiles à guérir; cependant je procédai à la cure avec succès de la maniere suivante. Après avoir prescrit un régime très-exact à la malade, je commençai par la purger doucement avec une once & demie de manne délayée dans un demi-setier de lait bouilli; après quoi je lui fis prendre, matin & soir, un demi-gros de baume de Leucatel en bol, & par-dessus un grand gobelet de décoction de feuilles de scabieuse en guise de thé, avec un peu de syrop & de sucre : ces remedes firent cracher copieusement; & en dégageant la poitrine, consoliderent l'ulcere. Ensuite je mis la malade à l'usage du lait de vache, dont je lui fis prendre tous les matins un demi-setier bouilli avec un peu de sucre, en la purgeant au commencement & à la fin comme ci-dessus.

Observation VI.

Pendant le mois d'Août de la même année 1734, le nommé Didelot, aussi de Nancy, me pria de le guérir. Il toussoit souvent; il maigrissoit, & étoit tourmenté de douleurs entre les deux épaules & d'une fievre lente continue, qui avoit ses redoublemens deux ou trois heures après le repas. Il crachoit des matieres épaisses, jaunâtres & purulentes, qui se précipitoient au fond de l'eau, & qui étoient quelquefois mêlées de sang; en sorte qu'il n'y avoit aucun lieu de douter qu'il ne fût attaqué d'une phthysie pulmonaire; maladie qui est presque incurable, parce que les poumons étant continuellement en action, leur mouvement est un obstacle à la réunion de l'ulcere. Cependant je procédai à la guérison de la maniere suivante.

Après la saignée du bras & la purgation, je prescrivis un régime de vie fort exact au malade, lui interdisant les fruits, la salade, les ragoûts salés, poivrés, épicés, l'usage du vin, & toutes sortes de crudités.

Je lui fis prendre, tous les matins & soirs, un demi-gros de baume de Leucatel, & par-dessus un grand gobelet de décoction de feuilles de scabieuse en guise thé. Ces remedes, pris l'espace de cinq ou six semaines, remirent le malade en bonne santé.

OBSERVATION VII.

Le 29 Janvier 1735, je fus prié de visiter la femme du nommé Larose, demeurant au fauxbourg Saint-Pierre de Nancy, attaquée depuis long-temps d'une toux seche, d'un crachement d'une matiere épaisse & purulente, de douleurs entre les deux épaules, d'une migraine & d'une fievre lente continue; symptômes essentiels d'une phthysie pulmonaire. La toux seche, dit toujours l'Observateur, est produite par la matiere purulente, qui irrite la trachée-artere en passant par son canal pendant l'expectoration. La matiere purulente que la malade expectora journellement, sur-tout le matin, n'est rien autre chose que la matiere chyleuse qui vient du sang, & qui se dépose dans le sac de l'abcès; elle devient épaisse & purulente par le séjour qu'elle y fait; le malade ressent des douleurs entre les deux épaules, par l'inflammation & l'adhérence du poumon à la plevre qui s'est communiquée par la proximité. La maigreur qui accompagne toujours cette maladie, provient de ce que la partie balsamique & chyleuse du sang, qui devoit servir de nourriture au corps, se tourne en matiere purulente; par conséquent les parties du corps se trouvent frustrées de leur nourriture. Enfin, l'abcès ne sauroit contenir une certaine quantité de pus, qu'il ne s'en resorbe une partie dans la masse du sang. Il ne sauroit être resorbé dans la circulation, sans causer au sang une effervescence extraordinaire & contre nature; d'où s'ensuit la fievre lente. Cette fievre s'augmente deux ou trois heures après le repas, parce que c'est dans ce temps que la matiere chyleuse se mêle au sang, & qu'elle commence à se charger des corpuscules purulens. J'ordonnai d'abord à la malade une potion purgative avec deux onces de manne délayée dans un bon gobelet d'infusion de rhubarbe, afin de disposer les premieres voies à recevoir l'impression des autres remedes; ensuite je la mis à l'usage de l'opiat béchique rapporté ci-dessus, & par-dessus chaque prise d'opiat, je lui fis boire un verre de décoction de feuilles de scabieuse, après y avoir ajouté une cuillerée de miel. Je fis réitérer la médecine à la fin de l'opiat, & je lui conseillai ensuite le lait de vache, qui acheva de la tirer d'affaire.

OBSERVATION VIII.

Le premier du mois d'Août 1755, je fus appelé pour voir la femme du sieur Petit, demeurant sur la grande place de la ville neuve de Nancy. Elle étoit alitée depuis long-temps; elle toussoit & crachoit beaucoup de matieres épaisses & semblables au pus qui sort d'un abcès : la fievre lente, la maigreur de toutes les parties du corps, les douleurs qu'elle ressentoit entre les deux épaules, ne laissoient aucun doute de l'ulcere du poumon ou pulmonie, qui passe ordinairement pour incurable. Cependant elle fut heureusement guérie avec les remedes suivans.

Je lui prescrivis d'abord une légere saignée du bras, afin de ralentir l'oppression, l'inflammation & la fievre. Le lendemain je la purgeai avec une potion composée de rhubarbe, de manne & de syrop de chicorée composé; ensuite je mis la malade à l'usage de l'opiat béchique ci-dessus.

OBSERVATION IX.

Le 8 Octobre 1735, je fus invité d'avoir soin du rétablissement de la santé du fils de M. Toillié, Chevau-Léger de la Garde de S. A. R. Léopold Ier, Duc de Lorraine. Il étoit âgé de seize ans, & attaqué d'une phthysie pulmonaire ou ulcere du poumon, causée par un épanchement de sang dans sa propre substance. Le sang ne sauroit être extravasé sans y croupir, s'il n'est expectoré, ni croupir, sans se corrompre & contracter une consistance purulente, épaisse & jaunâtre; & comme il se resorbe dans le sang de temps en temps de cette matiere purulente par la voie de la circulation, elle cause au malade un mouvement fébril, qui s'augmente journellement trois ou quatre heures après le repas. Cette même matiere, passant par la trachée-artere, l'irrite par son âcreté, & produit la toux seche. Elle est quelquefois teinte de sang, par la rupture de quelques petits vaisseaux sanguins des poumons, & par les efforts que font les pulmoniques en toussant. La même matiere purulente cause aussi la maigreur, parce que le chyle, destiné à nourrir les parties du corps, s'irrite dans le sac ou kiste qui forme l'ulcere, y fermente, & contracte une acrimonie plus capable de racler les parties du corps & de les exténuer, que de s'y attacher pour leur servir de nourriture.

Comme le sujet étoit jeune & vigoureux, ma premiere indication se porta d'abord à la saignée du bras, à la quantité de deux palettes. Le lendemain, je lui fis prendre une once & demie de manne délayée dans un verre de décoction vulnéraire; ensuite je lui prescrivis, tous les matins & soirs, un gros de l'opiat béchique, & par-dessus un gobelet de décoction de feuilles de scabieuse en guise de thé. Il fut parfaitement guéri par l'usage de ces remedes.

OBSERVATION X.

Le 6 Mai 1736, je fus prié de visiter la femme du nommé Cattelot, demeurant rue Saint-Julien à Nancy, & attaquée depuis plusieurs mois d'une phthysie pulmonaire, accompagnée de toux, de crachement de matieres purulentes, quelquefois mêlées de sang, de fievre lente, avec redoublement trois ou quatre heures après le repas, de maigreur & de difficulté de respirer.

La toux étoit causée par l'âcreté de la matiere purulente, qui irritoit les bronches & la trachée-artere pendant l'expectoration. La matiere purulente que le malade expectoroit, venoit de l'ulcere du poumon : elle étoit quelquefois teinte de sang par la rupture de quelques vaisseaux pulmonaires, causée par les efforts que la malade faisoit en toussant. La fievre lente provenoit d'une partie des matieres de l'ulcere qui se resorboient dans la circulation, & qui causoient une effervescence dans le sang, & par conséquent la fievre lente : elle s'augmentoit trois ou quatre heures après le repas, & dans le temps que le chyle commence à se mêler dans la circulation. La maigreur provenoit de ce que le chyle, au lieu de nourrir les parties du corps, se convertissoit en pus ; ainsi les parties du corps se trouvoient frustrées de leur nourriture, tombant dans une maigreur extrême, & à la fin dans le marasme. La difficulté de respirer vient des embarras qui se forment dans les bronches & dans les véficules pulmonaires, par la matiere purulente dont elles font farcies.

Pour parvenir à une guérifon radicale, après la faignée du bras & une légere purgation avec la manne & la rhubarbe, je prefcrivis à la malade l'ufage de l'opiat béchique ci-deffus. Un mois après l'ufage de cet opiat, la malade fe trouva rétablie & en parfaite fanté.

Observation XI.

Le 10 du même mois, je fus appelé pour vifiter & guérir la femme du nommé Nicolas, demeurant vis-à-vis le Mont-de-piété à Nancy, fe plaignant, comme la précédente, d'une toux feche, d'un crachement de matieres purulentes, quelquefois teintes de fang, de fievre lente, de maigreur, de douleurs entre les deux épaules, & de difficulté de refpirer, ne pouvant dormir que la tête élevée. Cette maladie fut guérie avec les mêmes remedes que la précédente, la faignée du bras, une légere purgation avec la manne & la rhubarbe, l'opiat béchique, & enfuite l'ufage du lait de vache, coupé avec la décoction des feuilles de fcabieufe.

Observation XII.

Sur la fin du même mois, je fus invité par le fieur Gouffel, Conducteur des caiffons pour le fervice de l'armée de France, attaqué d'une toux fréquente, avec crachement de matieres épaiffes, quelquefois teintes de fang. Il maigrissoit depuis trois mois à vue d'œil, avec une fievre lente qui s'augmentoit deux ou trois heures après le repas, se plaignant aussi de douleurs considérables entre les deux épaules. Son oppression, jointe aux symptômes, ne laissoit aucun doute qu'il ne fût véritablement pulmonique.

Comme la poitrine étoit fort embarrassée, ma premiere indication fut la saignée du bras, afin de dégager, autant qu'il seroit possible, les poumons farcis d'une humeur épaisse & gluante qui s'arrêtoit dans les bronches, les rongeoit par son âcreté, causoit la toux & l'oppression, & de diminuer l'inflammation & la fievre; & en donnant plus d'aisance au sang pour circuler, d'empêcher qu'il ne se porte en si grande quantité aux poumons, & qu'il ne leur fournît une nouvelle matiere propre à augmenter ce dépôt. Je prescrivis ensuite un minoratif au malade, afin d'évacuer par le bas les matieres hétérogenes qui fermentoient avec le sang, & entretenoient la fievre lente.

Enfin, pour faire dessécher l'ulcere, pour en résoudre la matiere & pour le consolider, je prescrivis au malade l'opiat béchique ci-dessus, à la dose d'un gros matin & soir, & par-dessus un verre de décoction de feuilles de scabieuse & de lierre terrestre.

Sa boisson ordinaire étoit la tisane suivante. *Prenez* racines de grande consoude, de guimauve, de chacune une once; réglisse, une demi-once; feuilles de capillaire, de langue de cerf, de chacune une poignée; fleurs de pied-de-chat, de tussilage, de violettes, de chacune

une pincée : faites bouillir le tout dans cinq livres d'eau de fontaine pour une tisane qui servira de boisson ordinaire; ensuite l'usage du lait de vache compléta la guérison.

OBSERVATION XIII.

Pulmonie compliquée avec hydropisie.

Le 3 Juin 1737, le sieur Louis Goujon, Musicien de la Primatiale de Nancy, âgé de cinquante-huit ans, me fit inviter d'avoir soin du rétablissement de sa santé. Les symptômes de sa maladie étoient la toux, l'oppression de poitrine, le crachement de matieres purulentes, dont il expectoroit chaque jour trois ou quatre palettes, la fievre lente, la maigreur & l'exténuation de toutes les parties du corps, l'enflure des pieds, des jambes & des cuisses; symptômes ordinaires de la phthysie ou ulcere du poumon parvenue au troisieme degré.

1°. Toute matiere purulente, de quelque partie du corps qu'elle provienne, suppose un ulcere; donc le malade qui crache le pus est attaqué d'un ulcere. Or, la matiere que l'on rejette par la bouche en quantité, ne sauroit venir que des poumons ou de l'estomac. Si elle venoit de l'estomac, on la vomiroit & on la rejetteroit sans tousser. Il s'ensuit donc que celle que l'on rejette en toussant vient des poumons.

2°. Elle cause la toux en passant par la trachée-artere, parce que ce canal se trouve irrité par l'âcreté de la matiere qui y passe.

3°. L'oppreſſion de poitrine vient de ce qu'une partie des lobes du poumon étant remplie de pus, l'air que le malade reſpire n'y peut pénétrer qu'en petite quantité. C'eſt par cette raiſon que les pulmoniques ont la reſpiration courte & fort oppreſſée.

4°. La fievre lente accompagne toujours cette maladie, parce qu'il ſe reſorbe par la voie de la circulation une partie de matieres de l'abcès, qui cauſe au ſang une effervescence & un mouvement fébril.

5°. La maigreur vient de ce que le chyle, deſtiné à nourrir les parties du corps, ſe corrompt & ſe change en pus; & par cette raiſon, tout le corps s'en trouve fruſtré, & il maigrit de plus en plus juſqu'à la mort.

6°. L'enflure des parties inférieures du corps eſt cauſée par un ſang ſereux, dépouillé, pour ainſi dire, de ſon baume & de ſon volatil, dont la ſéroſité ſe ſépare & s'extravaſe. C'eſt par cette raiſon que l'enflure ne vient ordinairement aux phthyſiques que dans le dernier période, lorſque le malade approche de ſa fin.

Je commençai la cure par purger le malade avec deux onces de manne délayée dans un bouillon de veau; enſuite je le mis à l'uſage de l'opiat béchique décrit ci-deſſus, auquel j'ajoutai trois gros de cloportes & un gros de baume de la Meque. A la fin de cet opiat, je fis purger le malade avec un gros de poudre hydragogue, & enſuite je lui fis prendre le lait de vache, en le purgeant au commencement & à la fin.

Dans le nombre de ſept cent ſoixante-huit

malades que j'ai traités, dit notre Observateur, pendant l'année 1737, il s'est trouvé seize pulmoniques qui ont été guéris avec les mêmes remedes que ci-dessus, à quelques changemens près.

Observation XIV.
Pulmonie héréditaire.

Le 20 Octobre 1738, je fus appelé pour secourir la fille du sieur François Bloucatte, âgée de sept ans, attaquée d'une fievre lente continue, avec redoublement, d'une toux seche, d'un crachement de matieres purulentes, quelquefois teintes de sang, en un mot, de tous les symptômes qui caractérisent la véritable phthysie pulmonaire. Pour ralentir la fievre & diminuer l'inflammation, je prescrivis d'abord la saignée du bras à la malade, ensuite l'opiat béchique & la décoction de feuilles de scabieuse en guise de thé; elle continua l'usage de ces remedes pendant cinq ou six mois. Enfin, voyant que la malade vomissoit en toussant, & qu'elle étoit oppressée & en grand danger de suffocation; dans ce cas désespéré, je me déterminai, contre les regles, à lui faire prendre trois grains de tartre stibié & une once de manne dans un bouillon. Ce remede, en la faisant vomir, dégagea sa poitrine, de maniere qu'elle fut en état de continuer l'usage de son opiat béchique, dont elle fut parfaitement guérie cinq ou six mois après, contre toute espérance. Nous insistons sur ce remede peu usité en pareil cas, avec d'autant plus de raison, que le pere, l'oncle, la grand'mere & plusieurs autres parens de cette jeune fille sont morts de la phthysie pulmonaire, & qu'étant héréditaire dans la famille, elle est la seule qui en a été guérie radicalement.

Observation XV.

Le 12 Avril 1740, je fus invité d'avoir soin du rétablissement de la santé de la fille du nommé Prudhomme, âgée d'environ quinze ans. Elle maigrissoit de jour à autre; elle toussoit & crachoit souvent des matieres épaisses, purulentes, quelquefois mêlées de sang; ce qui ne laissoit aucun doute d'un dépôt dans la substance du poumon. Je commençai le traitement par la saignée du bras, afin que le sang ne pût fournir une si grande quantité de matieres à l'abcès; ensuite je lui fis prendre une once & demie de manne, pour disposer l'estomac, par une légere purgation, à recevoir l'impression des remedes béchiques. Ces remedes étoient l'opiat décrit ci-dessus, auquel j'ajoutai un demi-gros de baume du Pérou, & je terminai la cure de cette maladie par l'usage du lait de vache que je lui prescrivis. Neuf ou dix ans après, la malade étant mariée, mourut en couches de son premier enfant.

Observation XVI.

Le 15 Septembre 1740, le nommé Viare, de la paroisse Saint-Pierre de Nancy, me fit prier d'avoir soin du rétablissement de sa santé, quoiqu'âgé de quatre-vingts ans. La toux seche, la fievre lente, l'oppression de poitrine, le crachement de matieres purulentes, la maigreur & l'exténuation de tout le corps, joint à son grand âge, ne permettoient pas au malade de sortir de son lit. Dans cette situation presque désespérée, je lui prescrivis une once & demie de manne délayée dans un bouillon de mou de veau dont il fut purgé trois ou quatre fois; ensuite je lui ordonnai l'opiat béchique dont est question; après quoi je lui fis prendre le lait dans la saison convenable. Ce malade a été guéri, & se portoit très-bien pour son âge en 1747, neuf ans après sa guérison.

Observation XVII.

Le premier Octobre de la même année, le nommé Damien Oudot, demeurant sur la porte Saint-Jean, me fit prier d'avoir soin du rétablissement de sa santé, & de le guérir d'une phthysie pulmonaire. Il maigrissoit & crachoit des matieres épaisses, avec fievre lente, courte haleine, se plaignant de douleurs entre les deux épaules.

La maigreur étoit la suite du crachement de matieres purulentes, de même que la fievre, parce que cette matiere étoit produite par la matiere chyleuse du sang, qui se corrompoit dans les poumons & se changeoit en pus; d'où résultoient la fievre lente & la maigreur de tout le corps, la toux & le crachement purulent, de même que la courte haleine & les douleurs entre les deux épaules, qui sont les symptômes ordinaires de la pulmonie ou ulcere des poumons.

Pour parvenir à une guérison radicale, je commençai par faire saigner le malade, afin qu'en diminuant la fievre & l'inflammation, il fût plus en état de prendre les remedes particuliers à sa maladie. Le lendemain je lui fis prendre deux onces & demie de manne délayée dans cinq onces d'infusion de rhubarbe, dont il fut suffisamment purgé : ensuite mon indication se porta à dessécher l'ulcere & adoucir le sang par le secours de l'opiat pectoral ci-dessus, auquel j'ajoutai seulement un gros de dent de sanglier.

Je lui ordonnai ensuite de boire par-dessus chaque prise, qui étoit de la dose d'un gros soir & matin, un gobelet de décoction de feuilles de scabieuse avec un peu de sucre. Après avoir fait usage de ces remedes pendant environ six semaines, il fut parfaitement guéri.

Observation XVIII.

Le 28 Novembre de la même année, le nommé Ladouceur, rue Paille Maille à Nancy, me fit prier de le guérir d'une phthysie pulmonaire dont il étoit attaqué depuis plusieurs mois, & qui étoit la suite d'un gros rhume, appelé *coqueluche* en langue vulgaire. Le malade toussoit & crachoit des matieres épaisses, avec douleur de tête, fievre lente, râlement & difficulté de respirer.

Après la saignée du bras, il fut purgé avec deux onces de manne délayée dans six onces de dissolution de casse ; après quoi il se mit à l'usage de l'opiat béchique, & ensuite à celui du lait dans la saison convenable. Il fut parfaitement rétabli.

Observation XIX.

Le 18 Février 1743, je fus invité d'aller voir la femme Pierson, au fauxbourg Saint-Pierre de Nancy, attaquée d'une toux seche, d'oppression de poitrine, d'une fievre lente, de maigreur, de douleur entre les deux épaules, de crachement de matieres purulentes, & quelquefois teintes de sang, qui sont les principaux symptômes d'une phthysie pulmonaire. La toux est produite par l'âcreté du pus qui sort du poumon, irrite les bronches & la trachée-artere. L'oppression de poitrine est causée par la même matiere qui occupe une partie de la substance du poumon. La fievre lente & la maigreur, par une partie de cette matiere qui se resorbe dans les veines par la voie de la circulation, & cause au sang un mouvement fébril, & par son acrimonie corrode les parties charnues & produit la maigreur.

La douleur entre les deux épaules vient ordinairement des adhérences qui se font du poumon à la plevre, & qui causent des tiraillemens douloureux dans le temps de l'inspiration. Le crachement des matieres purulentes vient de l'abcès du poumon : elles sont quelquefois teintes de sang, lorsqu'il se trouve quelque vaisseau sanguin entrelacé dans l'ulcere. Les efforts que l'on fait en toussant, les obligent à se rompre,

& à causer l'hémorrhagie, qui est quelquefois si considérable, qu'on a de la peine à l'arrêter.

Comme je ne doutai nullement de l'existence de l'ulcere du poumon par l'examen de tous ces symptômes, ma premiere indication fut la saignée du bras, tant pour appaiser l'inflammation & prévenir l'hémorrhagie, que pour ralentir la fievre.

Ensuite, pour disposer l'estomac à recevoir l'impression des remedes, je fis prendre à la malade deux onces & demie de manne délayée dans un gobelet de décoction de feuilles de scabieuse : mais le poumon étant ulcéré, comme on en étoit convaincu par la matiere purulente qui en sortoit journellement, je conseillai à la malade de se mettre à l'usage de l'opiat béchique ci-dessus.

Elle en prit, matin & soir, pendant quinze jours, la dose d'un gros, & par-dessus un gobelet de décoction de feuilles de scabieuse. L'effet de ces remedes fut la guérison de la malade. La même année, trois autres personnes furent guéries de phthysie pulmonaire par les mêmes remedes.

Observation XX.

Pulmonie compliquée avec hydropisie.

Le premier Janvier 1744, je fus invité de visiter & traiter le fils du nommé Jean-Nicolas Pradon, âgé de dix-huit à dix-neuf ans, & attaqué de toux, d'oppression de poitrine, de crachement de matieres purulentes, quelquefois mêlées

mêlées de sang, de fievre lente, de migraine, de douleurs entre les deux épaules, & tous les soirs des tumeurs édémateuses des pieds & des jambes.

1°. La toux est causée par la matiere purulente, qui ne sauroit être expectorée que par la trachée artere, qu'elle irrite en passant.

2°. L'oppression de poitrine est produite par la matiere dont les poumons sont farcis, qui empêche l'air d'y entrer facilement.

3°. Le crachement du pus vient de l'ulcere & de la matiere qu'il renferme. La Nature, qui tend toujours à l'évacuation de ce qui lui est nuisible, la pousse hors du poumon par le secours de la respiration & par la compression que font le diaphragme & les muscles intercostaux sur les parties contenues dans la poitrine. Elle est quelquefois teinte de sang par la corrosion des vaisseaux sanguins qui avoisinent l'ulcere, & qui sont rongés par l'acrimonie de la matiere purulente.

4°. La fievre lente vient de ce qu'il se resorbe dans les veines une partie de pus qui cause au sang une effervescence contre nature.

5°. La maigreur provient de ce que le sang fournit continuellement la matiere de l'ulcere au chyle; ce qui le rend âcre & peu propre à s'attacher aux parties charnues, pour les nourrir.

6°. La douleur entre les deux épaules est aussi produite par l'âcreté du pus, qui ronge les bronches & les vesicules pulmonaires situées entre les deux omoplates, & par le tiraillement que font les adhérences du poumon à la plevre pendant l'inspiration. La tumeur édémateuse des pieds & des jambes, notamment le soir, vient d'un sang dissout, limpide & séreux, sans consistance; ce qui est occasionné par la longueur de la maladie, dans laquelle la sérosité du sang se sépare facilement, s'extravase hors des vaisseaux sanguins, & tombe de son propre poids dans les parties où elle a le plus de pente.

Quoique cette phthysie fût parvenue à son troisieme degré, qu'elle fût compliquée avec l'hydropisie, & presque incurable, je parvins à la guérison par le secours des remedes suivans.

Je fis purger le malade avec une once & demie de manne & un demi-gros de poudre hydragogue, délayées dans quatre onces d'infusion de rhubarbe, qu'il prit le matin; ensuite, pour déterger l'ulcere, pour le dessécher & pour en faire expectorer la matiere & le consolider, je prescrivis l'opiat béchique, auquel j'associai une demi-once de cloportes en poudre.

Pendant l'usage de cet opiat, je faisois purger le malade, de huit jours en huit jours, avec un gros de poudre hydragogue; ce qui l'a parfaitement guéri, & de son hydropisie, & de sa phthysie pulmonaire.

Observation XXI.

Le 28 Juillet 1746, je fus appelé pour guérir la fille du nommé Bourgeois, au faubourg de Nancy, âgée de vingt-deux ans, & attaquée d'une phthysie pulmonaire, dont les symptômes étoient la toux, l'oppression de poitrine, les douleurs entre les deux épaules, le crachement de matieres purulentes, quelquefois mêlées de sang, la maigreur & la fievre lente.

La toux étoit causée par la matiere purulente qui irritoit la trachée-artere par son acrimonie, & produisoit la toux dans le temps de l'expectoration. L'oppression de poitrine provenoit du dépôt qui s'étoit fait dans la propre substance des poumons, & qui empêchoit l'air d'y pénétrer facilement. Les douleurs entre les deux épaules étoient produites par les adhérences des poumons qui s'étoient faites à la plèvre dans le temps de l'inflammation; adhérences qui produisent des tiraillemens & des douleurs très-vives entre les deux épaules. Le crachement des matieres purulentes, quelquefois mêlées de sang, venoit du pus contenu dans l'abcès, qui s'avançoit par les bronches & la trachée-artere; & ce pus étoit quelquefois mêlé de sang, parce qu'il rongeoit par son âcreté les petits vaisseaux capillaires, dont l'érosion ne pouvoit se faire sans laisser échapper quelques filets de sang qui se trouvoient mêlés avec la matiere purulente. Ce sont les principaux symptômes qui caractérisent la phthysie pulmonaire.

Je commençai la cure par la saignée du bras: le lendemain je fis prendre deux onces & demie de manne à la malade; & après l'effet de cette médecine, je lui prescrivis l'opiat béchique ci-dessus.

Par-dessus chaque prise d'opiat, je fis donner un grand verre de décoction de feuilles de scabieuse; ensuite, pour rendre le sang de la malade plus doux & balſamique, je la mis à l'uſage du lait de vache pendant tout le mois de Septembre, & elle fut parfaitement rétablie.

Observation XXII.

Le 26 Juin 1748, je fus conſulté pour le rétabliſſement de la ſanté de François Humbert, domeſtique chez M. le Gouverneur Général de Lorraine, âgé de vingt-quatre ans, & incommodé depuis quelque mois de toux, d'oppreſſion de poitrine, de fievre lente, de maigreur, de douleurs entre les deux épaules, de crachement de matieres purulentes, quelquefois teintes de ſang, en un mot, de tous les ſymptômes qui caractériſent la véritable phthyſie pulmonaire; maladie d'autant plus difficile à guérir, que le mouvement perpétuel des poumons eſt un obſtacle à la réunion & la conſolidation de l'ulcere.

Ma premiere indication fut d'arrêter les progrès de la fievre & de l'inflammation par la ſaignée du bras; enſuite, pour diſpoſer l'eſtomac à l'impreſſion des remedes béchiques & pectoraux, je fis purger le malade avec deux onces & demie de manne délayée dans cinq onces d'eau vulnéraire ſimple. Ayant été ſuffiſamment purgé & l'eſtomac bien diſpoſé, je preſcrivis l'opiat béchique ci-deſſus.

Après avoir fait uſage de cet opiat pendant un mois, les ſymptômes de la maladie s'étant diſſipés, je conſeillai au malade l'uſage du lait de vache, coupé avec la décoction de feuilles de ſcabieuſe, qui termina heureuſement la guériſon de la phthyſie pulmonaire.

Observation XXIII.

Le sieur Goujon, Musicien de la Primatiale, qui fut guéri d'une phthysie pulmonaire en 1757, ayant été attaqué douze ans après d'une pareille maladie & des mêmes symptômes, fut aussi guéri avec les mêmes remedes au mois de Février 1749; savoir, par l'usage de l'opiat béchique & des feuilles de scabieuse en décoction, quoique parvenu à l'âge de soixante-dix ans.

Observation XXIV.

Le 17 Juin 1749, Laurent Lacour, habitant de Laye-Saint-Christophe, à deux lieues de Nancy, me vint consulter pour une affection de poitrine dont il étoit fort incommodé depuis long-temps.

Les symptômes de sa maladie étoient la toux seche, l'oppression, la fievre lente, la maigreur, les douleurs entre les deux épaules, le crachement des matieres purulentes, quelquefois teintes de sang; symptômes essentiels de la pulmonie ou phthysie pulmonaire, c'est-à-dire, d'un dépôt de matieres purulentes qui s'étoit fait dans la propre substance du poumon.

Pour procurer la guérison au malade, je lui conseillai en premier lieu une légere saignée du bras, & ensuite l'usage du baume de Lencatel, dont je lui fis prendre, tous les matins & soirs, un demi-gros, & par-dessus chaque prise, un bon gobelet de feuilles de scabieuse, après y avoir ajouté une cuillerée ou deux de syrop de capillaire, pour l'adoucir. Cinq ou six mois après, je rencontrai ledit Lacour, qui m'assura qu'il avoit été radicalement guéri par les remedes ci-dessus indiqués, après en avoir fait usage pendant six semaines.

Observation XXV.

Le 4 Septembre 1749, je fus consulté pour la maladie du sieur Dugey, Musicien du Concert & de la Primatiale de Nancy, âgé de vingt-deux ans, & attaqué, depuis environ deux mois, d'une grande oppression de poitrine, d'une fievre lente, avec redoublement deux ou trois heures après le repas; de sueurs nocturnes, notamment sur la poitrine, qui affoiblissoient considérablement le malade; de toux, avec crachement abondant de matieres épaisses & purulentes; symptômes de phthysie pulmonaire, qui dénotoient un dépôt dans la substance du poumon.

Pour ralentir la fievre & pour appaiser l'inflammation, je fis faire une saignée du bras au malade; & comme son sang étoit fort couenneux, épais & purulent, le lendemain je fis réitérer la saignée à la quantité de deux palettes: ensuite je lui prescrivis mon opiat béchique à la façon accoutumée. Après l'usage de cet opiat, je fis prendre au malade, tous les matins & soirs, le bouillon suivant.

Prenez la moitié d'un mou de veau avec le cœur; têtes de pavot blanc, au nombre de deux; feuilles de pulmonaire, de pervenche, de chacune une poignée ; fleurs de tuſſilage, de pied-de-chat, de chacune une pincée : faites bouillir dans une ſuffiſante quantité d'eau de fontaine, & réduiſez à moitié : exprimez fortement, & faites deux bouillons, qui ſeront pris le matin & ſoir, & continuez pendant quinze jours.

La fievre lente & les autres ſymptômes étant ceſſés, le malade prit deux onces de manne, pour ſe mettre enſuite à l'uſage du lait, qui acheva ſa guériſon.

Observation XXVI.

Le 24 Aout 1750, je fus conſulté par Nicolas Thiriet, Pâtiſſier, demeurant à Toul, pour une phthyſie pulmonaire, dont il étoit attaqué depuis fort long-temps : les ſymptômes de ſa maladie étoient la toux, l'oppreſſion de poitrine, la fievre lente, le crachement des matieres épaiſſes, purulentes, & quelquefois teintes de ſang, & une maigreur de tout le corps.

La toux eſt cauſée par l'âcreté des matieres épaiſſes & purulentes qui paſſent par la trachée-artere, & qui l'irritent en y paſſant.

L'oppreſſion vient des matieres qui s'extravaſent dans les bronches & les véſicules pulmonaires ; & qui empêchent l'air d'y parvenir facilement.

La fievre lente eſt occaſionnée par une partie des mêmes matieres purulentes qui ſe reſorbent dans les veines, & qui, ſe mêlant avec le ſang, lui cauſent une efferveſcence fébrile.

Les matieres purulentes que l'on crache, viennent de l'abcès du poumon, qui fait le siége de la maladie; siége qui entretient le crachement jusqu'à la mort, lorsqu'il ne peut pas être consolidé. Par les efforts que les pulmoniques font en toussant, il se rompt souvent de petits vaisseaux sanguins dans les poumons; d'où il s'ensuit que l'on crache des matieres qui sont quelquefois teintes de sang; & quelquefois aussi il se rompt de gros vaisseaux artériels: alors il sort par la bouche en toussant un sang rouge, vermeil, écumeux, en très-grande quantité, qui met souvent le malade à deux doigts de la mort & en grand danger de suffocation.

Quant à la guérison de la phthysie, quoiqu'elle soit très-difficile, je l'ai cependant entreprise avec succès de la maniere suivante.

Prenez infusion de rhubarbe, quatre onces, dans laquelle vous ferez fondre une once & demie de manne & deux gros de tablettes diacarthami, pour une médecine à prendre le matin, & deux heures après un bouillon; après quoi je prescrivis l'opiat béchique ci-dessus. Le malade ayant fini cet opiat, me vint trouver deux mois après sa guérison.

Observation XXVII.

Le 23 Avril 1751, la fille aînée du sieur Beaujon, Admodiateur à Ingeray, village distant de trois lieues de Nancy, me vint consulter pour une affection de poitrine dont elle étoit fort incommodée depuis plusieurs mois. La toux seche, l'oppression, le crachement de sang & de matieres épaisses, la fievre lente continue, avec des redoublemens deux ou trois heures après le repas, la maigreur & la difficulté que la malade avoit de dormir la tête baissée, étoient les principaux symptômes de sa maladie; symptômes qui ne laissoient aucun doute de la phthysie pulmonaire, ou ulcere du poumon.

Chacun sait que tous les ulceres internes sont très difficiles à guérir, notamment ceux du poumon, pour deux raisons; la premiere, parce que le poumon est composé d'une substance molle & spongieuse; la seconde, parce que son mouvement continuel en empêche la réunion; c'est pour cette raison qu'autrefois les pulmoniques étoient incurables: mais comme la médecine acquiert de jour en jour un nouveau degré de perfection, on a trouvé depuis peu les remedes propres à guérir les pulmoniques les plus désespérés.

Je conseillai donc à cette fille, après une légere saignée, de se mettre à l'usage de l'opiat béchique ci-dessus.

Je fis purger la malade, au commencement & à la fin de l'usage de cet opiat, avec deux onces & demie de manne délayée dans un bouillon. En peu de temps elle fut bien guérie, & ensuite, pour adoucir l'âcreté de son sang & le rendre plus balsamique, je lui conseillai de se mettre à l'usage du lait de vache pendant un mois; ce qu'elle fit avec beaucoup de succès.

Observation XXVIII.

Une jeune Dame de confidération, dont les pere & mere étoient morts pulmoniques, commençoit à fe reffentir de plufieurs fymptômes de cette maladie qui étoit héréditaire dans la famille. Le 9 Janvier 1755, cette Dame me fit appeler pour prévenir les fuites de la phthyfie pulmonaire dont elle étoit menacée. Elle maigriffoit à vue d'œil, & fe plaignoit de courte haleine, d'oppreffion de poitrine, de douleurs entre les deux épaules & dans le côté, de crachement de matieres épaiffes qui fe précipitoient au fond de l'eau, d'une fievre lente qui redoubloit trois ou quatre heures apres le repas, dans le temps de la digeftion & de la diftribution des alimens, de chaleur, avec fueur aux mains & à la plante des pieds. Ces fymptômes, combinés enfemble, ne laiffoient aucun doute d'une phthyfie pulmonaire au premier degré : c'eft pourquoi, afin de parvenir à une guérifon radicale, mon indication fe porta d'abord à mettre la malade à l'ufage de l'opiat béchique & anodin ci-deffus. La malade fut auffi purgée de quinzaine à autre avec deux onces de manne & dix grains de fcammonée d'Alep, délayés dans un verre de tifane. Cette Dame fut fort contente de fon opiat. Six femaines après elle fut radicalement guérie de fa phthyfie pulmonaire; ce qui a paru par l'embonpoint où elle s'eft trouvée depuis ce temps.

Observation XXIX.

Pulmonie à la suite d'une vérole de naissance.

Le 28 Décembre 1745, dit M. Marquet, je fus invité de rétablir la santé d'une jeune femme dont le pere, mort de la vérole, avoit communiqué la maladie à sa fille avant sa naissance; maladie qui ne se manifesta dans l'enfant qu'à l'âge de puberté par l'ulcere des poumons, avec un crachement copieux de matieres purulentes, épaisses, souvent teintes de sang, accompagnées d'une toux seche, de maigreur de tout le corps, d'enflure des pieds & des jambes, sur-tout le soir, dans le temps où la fievre redoubloit réguliérement; elles se désenfloient le matin. Etant bien persuadé que cette maladie étoit héréditaire, & occasionnée par un virus vérolique, je pris le parti de traiter la malade par des remedes mercuriels; & afin de diminuer l'oppression, l'inflammation & la fievre, je commençai la cure par la saignée du bras; après quoi je fis prendre à la malade dix grains de panacée mercurielle & vingt grains de rhubarbe en poudre, incorporés avec un peu de syrop de roses : ce bol la purgea suffisamment. Je continuai trois jours de suite à lui faire prendre dix grains de panacée, & chaque quatrieme jour j'ajoutai vingt-cinq ou trente grains de rhubarbe en poudre, afin de précipiter par le bas les matieres dissoutes par l'effet du mercure.

Les boissons de mou de veau, les crêmes

de riz, d'orge, & l'ufage du lait, acheverent de guérir la malade; mais fes enfans font tous ftupides, hebêtés & fort valétudinaires, de même que fon mari, qui a un teint livide & une fanté très-chancelante:

Sic patrum in natos abent cum femine morbi.

OBSERVATION XXX.

Pulmonie à la fuite de la vérole.

Le 15 du mois de Mai 1719, je fus invité par un ancien Officier des troupes de France, âgé d'environ cinquante ans, d'avoir foin du rétabliffement de fa fanté. Il me déclara qu'il avoit gagné pendant fa jeuneffe plufieurs gonorrhées virulentes, des bubons vénériens, des chancres, des rhagades, des condylomes à l'anus, pour lefquels il avoit paffé par les remedes, & qu'on lui avoit donné plufieurs frictions qui n'avoient pas empêché qu'il ne lui fût furvenu une toux feche, avec un crachement de matieres épaiffes, quelquefois teintes de fang, accompagnée d'une fievre lente continue, qui redoubloit trois ou quatre heures après le repas; ce qui l'avoit maigri confidérablement. Je compris par ce récit, que cette toux étoit une fuite de la vérole; qu'il étoit refté chez le malade quelque levain acide de fes anciennes débauches, & qu'il falloit les corriger par l'ufage de la panacée.

Pour le préparer à ce remede, calmer la toux & diminuer l'inflammation, j'ordonnai la faignée du bras : enfuite je lui fis prendre deux onces de manne, qui le purgerent abondamment. Il resta quelques jours à l'usage des tisanes & bouillons rafraîchissans ; après quoi je lui fis prendre dix grains de panacée mercurielle, incorporés avec suffisante quantité de conserve de roses : il en fut purgé trois ou quatre fois. Il prit les deux jours suivans une dose pareille ; ce qui lui fit un effet si prodigieux du côté de la bouche, que tout à coup la langue, les levres, les gencives & tout le visage du malade s'enflerent considérablement. Je fus obligé de le faire saigner trois fois, & je lui ordonnai plusieurs lavemens laxatifs & émolliens, tels que les suivans.

Prenez feuilles de mauve, de pariétaire, de branche-ursine, de violettes, de chacune une demi-poignée ; fleurs de camomille, de mélilot, de chacune une pincée : faites bouillir dans une suffisante quantité d'eau de riviere, & dissolvez dans une livre de colature, électuaire diaphenie, miel rosat, de chacun une once : faites un lavement qui sera donné sur le champ.

L'inflammation se ralentit alors. Il survint au malade une salivation qui dura trois semaines, pendant lesquelles il ne vécut que de lait. Lorsqu'elle fut passée, il fut purgé comme auparavant. Il continua l'usage du lait pendant un mois ; après quoi sa toux & son crachement des matieres purulentes cesserent entiérement, & il se trouva parfaitement guéri.

On ne peut attribuer les effets qui précéderent cette salivation, qu'au mercure, qui étoit, selon toute apparence, resté dans le corps du malade lors des frictions, & qui avoit été mis en mouvement par les trente grains de panacée qu'il avoit pris en trois fois.

OBSERVATIONS de M. BUC'HOZ sur la pulmonie.

OBSERVATION Iere.

Pendant le courant de l'année 1766, je fus invité d'avoir soin du rétablissement de la nommée ***, demeurante à Nancy, grande rue Ville-Vieille. Elle étoit âgée d'environ vingt-cinq ou vingt-six ans : elle souffroit des douleurs considérables entre les deux épaules ; elle toussoit beaucoup, & crachoit des matieres purulentes & teintes de sang ; son teint étoit pâle & fouetté de rouge : elle étoit d'un tempérament fort vif, & tourmentée d'une fievre lente. Tous ces symptômes dénotoient une phthysie pulmonaire, du moins au premier degré. Pour procéder à la cure de sa maladie, je commençai par la faire saigner du bras ; ensuite je la purgeai avec deux onces de manne délayée dans un bouillon de mou de veau, auquel j'ajoutai une once de syrop de violettes. Le lendemain de la purgation, je la mis à l'usage, matin & soir, de l'opiat béchique de Marquet, décrit ci-dessus, à la dose d'un gros, & par-dessus un gobelet de tisane pectorale. Elle en prit pendant environ un mois : ensuite je fis réitérer la purgation ; après quoi je lui conseillai l'usage du lait. Cette malade a été guérie radicalement ; & depuis ce temps elle a déjà eu deux enfans (1769) sans s'être ressentie de cette maladie.

Observation II.

Une jeune Dame de Nancy, auſſi âgée d'environ vingt-quatre ou vingt-cinq ans, eut, quelque temps après une couche aſſez heureuſe, une ſuppreſſion preſque totale des évacuations propres à ſon ſexe : le ſang, par révulſion, s'étoit porté à ſa poitrine ; elle avoit en conſéquence beaucoup de peine à reſpirer ; elle reſſentoit de grandes douleurs entre les épaules, accompagnées d'une petite fievre lente : elle touſſoit continuellement, & crachoit des matieres purulentes. On appela le Médécin de la maiſon ; il lui preſcrivit une ſaignée du bras. Cette ſaignée, loin de la ſoulager pour lors, lui fut contraire ; ſuivant les principes évidens, une ſaignée du pied lui auroit mieux convenu. Voyant ſon état, elle me fit appeler ; & après avoir examiné attentivement tous les ſymptômes de la maladie, je remarquai qu'il y avoit deux indications à remplir ; l'une, de rappeler l'évacuation ordinaire, & l'autre, de porter un prompt ſecours à une phthyſie qui commençoit à ſe déclarer avec les ſymptômes les plus apparens. Je commençai à ordonner à la malade une ſaignée du pied : mais, voyant ſa réſiſtance, je fus obligé de me départir de ce moyen. Je la purgeai doucement avec de la manne délayée dans du bouillon de veau : enſuite, pour remplir tout à la fois les deux indications, je lui preſcrivis l'uſage de l'opiat ſuivant.

Prenez baume de Leucatel, une once ; blanc de baleine, une demi-once ; mâchoire de brochet, sang de bouquetin, anti-hétique de Poterius, antimoine diaphorétique, poudre diatraganthe froid, éthiops minéral, éthiops martial, extrait de petite centaurée & d'absynthe, yeux d'écrevisse, de chacun un gros; safran oriental, un scrupule: mêlez; faites un opiat, avec une suffisante quantité de syrop des cinq racines apéritives, dont la dose est d'un gros, à prendre matin & soir, & par-dessus une infusion théiforme de plantes vulnéraires. La malade en prit pendant environ un mois ou six semaines: les évacuations périodiques se rétablirent, l'oppression diminua, la toux cessa, & le calme succéda à l'orage. Elle se trouva même encore beaucoup soulagée des fleurs blanches auxquelles elle étoit sujette. Je la purgeai ensuite avec une médecine ordinaire, & je la mis à l'usage du lait coupé avec une décoction de squine.

OBSERVATION III.

Une pauvre fille de Nancy, âgée d'environ quarante ans, phthysique & hétique déclarée, abandonnée de tous les Médecins, vint me consulter sur son état. Je lui prescrivis l'opiat béchique de Marquet. Elle s'en est très-bien trouvée; & si elle n'est pas entièrement guérie (1769) de cette maladie, du moins les symptômes en sont plus supportables. Il y a près de neuf ou dix ans qu'elle commença de se ressentir de la phthysie.

Observations sur la pulmonie, par M. BOENNECKEN.

Observation Iere.

Un Soldat, âgé de trente ans, d'un tempérament bilieux, fut attaqué d'une ulcération des poumons : ses crachats étoient abondans, & il rejetoit par jour une pinte d'une matiere mauvaise. Il étoit sur le bord de sa fosse, lorsque M. Boennecken lui proposa le jus de concombres : le malade fut enchanté de cette proposition. Il mangea tous les jours des concombres pilés sans aucune préparation : la chaleur fébrile tomba un peu au bout de quelques jours; la toux & les crachats purulens diminuerent; & il est constant que la continuation de ce fruit aqueux l'auroit bientôt entiérement guéri, s'il ne s'en fût dégoûté. Il fallut donc suppléer à cet excellent remede, par un opiat composé de miel, de la poudre de lierre terrestre & d'ortie morte; ce qui acheva sa guérison en peu de semaines. Les citrouilles & les potirons peuvent devenir, par la même raison que les concombres, un excellent remede pour les pulmoniques. Une demoiselle de distinction de Nancy assure s'être guérie de la pulmonie, dont elle avoit été attaquée, en avalant tous les jours le matin, à jeun, un œuf frais sortant de la poule, sans être cuit, & en suivant néanmoins un régime convenable en pareil cas.

Observation II.

Un particulier, âgé d'environ vingt-cinq à trente ans, d'un tempérament sanguin & bilieux, d'une constitution assez délicate, enclin à la colere, débauché & grand buveur, faisant souvent des exercices violens, tomba malade en 1757 d'une grande fluxion de poitrine : sa fievre étoit forte ; les douleurs dans son côté droit étoient vives, sa respiration difficile, & accompagnée d'une toux seche (il étoit déjà attaqué depuis deux ans de ces deux derniers symptômes). J'employai, dit M. Boennecken, pour la cure de cette maladie, les remedes convenables ; mais elle ne disparut que pour laisser le champ à une autre, qui, pour être très longue, n'en étoit pas moins dangereuse. Il commença dès-lors à cracher en quantité une matiere épaisse & purulente, d'un jaune verdâtre, très-fétide, & qui, en peu de temps, ne contribua pas peu à l'affoiblir. Son pouls devint petit & fréquent ; l'appétit, le sommeil se perdirent ; la chaleur augmenta ; les sueurs nocturnes se mirent de la partie ; en un mot, tous les signes d'une fievre hétique, occasionnée par une exulcération des poumons, se manifesterent. Le malade étoit dans un état désespéré ; rien n'étoit capable d'adoucir sa toux, ni de diminuer ses crachats : il risquoit à chaque instant d'être suffoqué. M. Boennecken, voyant son malade dans cet état, eut recours à la méthode de M. Muzel : il lui fit respirer, par le moyen d'une machine faite exprès, de quatre heures en quatre heures, un air imprégné de particules balsamiques & adoucissantes qui s'en exhaloient. Il observa un régime convenable. Par un usage réitéré de cette fumigation, la toux du malade cessa, ses crachats purulens diminuerent, la fievre le quitta, & il recouvra une santé parfaite.

OBSERVATIONS sur la phthysie, par M. MUZEL.

OBSERVATION Iere.

Un Gentilhomme de vingt-un ans, dit M. Muzel, fut tout à coup attaqué d'une hémophthysie, sans avoir auparavant ressenti la moindre incommodité. Il crachoit le sang en quantité, avec une toux violente : le pouls étoit plein, dur & fréquent ; il avoit la poitrine comprimée, & toutes les marques d'une disposition à la phthysie ; & quoiqu'on l'eût déjà saigné, l'oppression étoit encore si grande, qu'elle lui ôtoit presque entiérement la respiration. M. Muzel ordonna une seconde saignée copieuse, avec des potions tempérantes ; mais tout cela ne calma pas les symptômes : il fallut recourir aux saignées, & dompter la trop grande fermentation du sang par l'usage des anodins ; de façon que le malade ne pouvoit guere se passer trois jours d'une saignée, dont le nombre monta jusqu'à trente-trois dans l'espace de trois mois. L'expectoration fut soutenue par des tisanes pectorales : mais comme elle étoit de mauvaise qualité, & qu'une fievre lente étoit survenue, il ne fut pas difficile de reconnoître une phthysie pulmonaire bien formée. Le malade commença à se dégoûter des remedes; ce qui embarrassa beaucoup le Médecin. Il trouva pourtant une ressource dans les concombres, dont le suc aqueux & rafraîchissant promettoit beaucoup, soit en corrigeant la putréfaction de la matiere purulente repompée dans le sang, soit en diminuant la chaleur fiévreuse; au moyen de quoi l'ulcere pourroit se cicatriser, sans même employer les remedes balsamiques, puisqu'un sang de bonne qualité est le meilleur baume pour ces sortes d'ulceres. Il en proposa donc l'usage; il lui permit d'en manger tant qu'il voudroit, après néanmoins qu'ils auroient été pilés. En effet, à peine en eut-il mangé pendant quatre jours, qu'on s'apperçut d'un changement considérable. Après un long usage, il pouvoit respirer, appeler, crier sans aucune incommodité, & n'avoit plus besoin de se faire saigner que cinq ou six fois par an.

OBSERVATION II.

Je fus appelé, dit M. Muzel, auprès d'un malade qui étoit attaqué d'une vomique, à la suite d'une péripneumonie vraie. Je fus au fait de cette maladie au moment même que je vis mon malade, tant les symptômes étoient caractéristiques. L'indication qu'il y avoit donc à remplir, étoit de faire percer cette vomique, & de déterminer le cours de la matiere purulente vers la partie supérieure, c'est-à-dire, vers le canal qui conduit à la bouche. Pour faire percer cette vomique ou vessie, il falloit des expectorans, des émolliens & des relâchans : aussi ai-je prescrit à mon malade des décoctions pectorales & émollientes. Je les lui faisois prendre aussi chauds qn'il le pouvoit : cette chaleur n'étoit pas pour lors moins efficace pour amollir les parois de la vomique, que les vertus mêmes des médicamens. J'obtins de ces remedes l'effet que j'en attendois ; la vomique perça ; & au moyen de l'oximel scillitique que je fis prendre à mon malade, il rendit par la bouche la matiere purulente qui y étoit contenue, & même en grande quantité. L'odeur de cette matiere étoit si fétide, qu'à peine le malade & moi pouvions nous la supporter : mais mon malade ne fut pas guéri pour cela ; il ne pouvoit prendre aucune nourriture ; il se plaignoit à tout moment d'une puanteur à la bouche ; il avoit une fievre lente qui ne le quittoit point, & à tout moment il ressentoit des sueurs coliquatives ; il étoit comme réduit à la derniere extrémité : Dans ces circonstances embarrassantes, j'eus recours à un expédient dont par la suite j'eus lieu d'être content : je lui fis respirer, par le moyen d'une espece d'éolipyle, la fumée d'une décoction pectorale, à laquelle j'avois fait ajouter de la térébenthine. Je lui faisois faire cette opération quatre fois par jour, au moins une demi-heure chaque fois. Dès le second jour qu'il respira cet air vaporeux & pectoral, la putridité de sa bouche se dissipa ; le pus qu'il crachoit changea de couleur, & devint louable : son appétit ne fut pas long-temps à se rétablir ; enfin, au bout de six semaines, sa toux cessa, & il fut parfaitement guéri.

PIQURE D'ARAIGNÉE.

Observations de M. MARQUET *sur la piqûre d'araignée.*

OBSERVATION Iere.

LE 11 Mars 1725, je fus invité, de la part de M. Morel, Procureur & Tabellion à Custine, de me transporter incessamment audit lieu, afin de procurer la guérison à sa fille, qui étoit piquée d'une araignée. Cette piqûre fut faite la veille sur la nuque du cou. Je trouvai la partie malade fort enflée, douloureuse, d'un rouge plombé & noirâtre, ayant dans sa circonférence plusieurs phlyctenes de différente grosseur, & dont les plus petites égaloient une féve d'haricot; cette tumeur occupoit trois ou quatre pouces de diametre. La malade se plaignoit de nausées, de cardialgies, de foiblesses; elle avoit l'esprit égaré; ses discours, entrecoupés & sans ordre, étoient de la nature d'un homme ivre, marque certaine d'un poison subtil qui s'étoit communiqué au cerveau: son pouls étoit agité & fiévreux; ce qui me détermina d'abord à lui faire tirer du sang du bras: deux heures après je lui fis prendre quatre grains de stibié délayés dans un bouillon : ce remede la fit vomir cinq ou six fois. J'appliquai sur la blessure deux ou trois gousses d'ail pilées & mêlées avec une demi-once de thériaque. Comme la douleur vive qu'elle ressentoit à l'orifice supérieur de l'estomac subsistoit encore après le vomitif, j'ordonnai la potion suivante.

Prenez eaux distillées de chicorée sauvage, de fleurs d'orange, de chacune deux onces; vieille thériaque, un gros; poudre de viperes, un scrupule; syrop d'œillet, une once: mêlez, & faites une potion qui sera prise à la cuillerée.

Sept ou huit jours après, la malade fut guérie de sa blessure; mais son esprit resta égaré pendant cinq ou six mois, quoiqu'elle ait été saignée du pied plusieurs fois; marque évidente d'un poison lent & subtil, qui ne se trouve que dans certaines especes d'araignées.

Un nommé Chevalier, Bourgeois de Nancy, fut long-temps auparavant piqué au cou par une araignée; sa poitrine, son cou & sa tête enflerent d'abord si prodigieusement, qu'il mourut vingt-quatre heures après, tous les remedes que les Médecins lui donnerent ayant été inutiles.

Observation II.

Le 24 Novembre 1747, je me sentis piqué, dit le Docteur Marquet, vivement au menton; & ayant à l'instant secoué la partie piquée, je vis tomber sur mon livre une araignée que j'écrasai en le fermant: elle pouvoit être de la grosseur d'un pois. Il parut d'abord une petite rougeur sur la partie piquée: je pris, sans perdre de temps, une tête d'ail avec un peu de thériaque, que je mêlai enfemble en les broyant dans un mortier, & que j'appliquai fur la partie malade. Je pris auffi intérieurement un demi-gros de thériaque; ce qui n'empêcha pas que la partie piquée ne devînt rouge & fort enflammée; mais la rougeur & l'enflure difparurent fept ou huit jours après.

PLEURÉSIE.

Observations de M. Marquet *fur la pléuréfie.*

Observation Iere.

Le 28 Février 1750, je fus appelé pour foulager & guérir la veuve Bermaife, Faïenciere, demeurant à Nancy, rue de la Boucherie, âgée de cinquante-fix ans, d'une complexion très-délicate, fujette, depuis vingt-un ans, à des accès de goutte fi violens, que fes pieds & fes mains étoient pleins de nœuds; mais fept ou huit jours après ces douleurs cefferent tout à coup, &, par une efpece de métaftafe, elles fe jeterent fur la poitrine de la malade, qui fe trouva dans le même moment attaquée de point de côté, d'oppreffion de poitrine, de fievre continue, avec vomiffement, dégoût, infomnie & perte d'appétit: tous ces fymptômes étoient caufés par l'humeur de la goutte qui s'étoit reforbée dans le fang, enfuite fixée fur les poumons & fur les mufcles pectoraux.

Mon indication fe porta d'abord à évacuer cette humeur, afin de dégager la poitrine oppreſſée ; ce qui fe fit par les lavemens émolliens & laxatifs, & par les purgations.

Je commençai donc par faire donner un lavement à la malade, avec une livre de décoction laxative & émolliente, une once de diaprun, & pareille quantité de miel mercurial.

Le lendemain matin elle prit deux onces de manne délayées dans du bouillon. Cette médecine purgea la malade cinq ou fix fois ; mais comme l'oppreffion, la fievre & le point de côté étoient toujours les mêmes, on propofa une confultation, dans laquelle il fut délibéré que l'on feroit une légere faignée du bras à la malade ; ce qu'on réitéra le lendemain avec fuccès.

On lui fit enfuite un opiat compofé de la maniere fuivante.

Prenez écorce du Pérou en poudre, fix gros ; rhubarbe, poudre à vers, de chacune un gros ; fang de bouquetin, blanc de baleine, poudre diatragante froid, de chacun deux gros : faites, avec une fuffifante quantité de fyrop d'hyffope, un opiat, dont la malade prendra un gros tous les matins & foirs, prenant par-deffus un verre de la décoction de racine d'*enula-campana*. L'ufage de cet opiat, avec quelques lavemens de temps en temps, fit un fi bon effet, que la malade fe trouva guérie, un mois après, de cette maladie compliquée & fi dangereufe.

Observation II.

Fausse pleurésie compliquée avec la fievre putride.

Le 22 Novembre 1752, je fus invité, de la part de la veuve du sieur Brazier, ancien Garde du Corps de S. A. R., âgée de soixante-six ans, & attaquée, depuis quatre jours, d'une fievre putride continue, avec redoublement tous les matins, accompagné de toux, de point de côté & d'oppression de poitrine, avec le pouls dur, fréquent & intermittent, les urines fort épaisses & troubles, sans aucun dépôt, *jumentorum urinis similes*, signe d'un grand embarras dans la circulation, & d'une inflammation de la plevre & des muscles intercostaux : c'est pourquoi ma premiere indication fut la saignée du bras, à la quantité de deux palettes, & en même temps j'ordonnai à la malade la potion suivante.

Prenez des eaux de chicorée & de chardon bénit, de chacune deux onces; confection d'hyacinthe, poudre à vers & sang de bouquetin, de chacun un demi-gros; syrop de pavot blanc, une demi-once : mêlez le tout pour une potion à prendre le soir.

Le lendemain, qui étoit le cinquieme jour de la maladie, je fis réitérer la saignée du bras à la quantité d'une palette & demie d'un sang couenneux & si épais, qu'à peine pouvoit-on couper la superficie avec un instrument tranchant; ce qui me porta à prescrire à la malade les herbes vulnéraires, incisives & atténuantes, telles que sont la pervenche, la scabieuse, l'*enula-campana*, dont je lui fis prendre une pincée les matins & soirs en décoction, en ajoutant à la prise du soir une tête de pavot blanc concassé. Cette boisson procuroit une insensible transpiration & des nuits tranquilles à la malade; & en divisant & atténuant la lymphe du sang, facilitoit la circulation & faisoit resorber insensiblement dans les veines l'humeur qui s'étoit fixée sur les muscles pectoraux & sur la plevre, qui entretenoient l'oppression & la douleur lancinante du côté gauche.

Cependant, comme le point de côté se faisoit encore ressentir, que la fievre continuoit avec ses redoublemens tous les matins, que les urines restoient toujours bourbeuses, sans dépôt, je me trouvai obligé, nonobstant le grand âge de la malade, de lui prescrire une troisieme saignée du bras, seulement d'une palette de sang, en continuant, matin & soir, l'usage des herbes vulnéraires ci-dessus, jusqu'au douzieme jour de la maladie, que je la fis purger avec quatre onces d'infusion purgative, une once & demie de manne, un demi-gros de poudre à vers, deux gros de tablettes diacarthami, une demi-once d'eau de canelle, & un grain de sel stibié.

Cette médecine ayant été prise le matin, fit de très-bons effets; après quoi je fis continuer l'usage des herbes vulnéraires: ensuite la fievre, le point de côté & tous les autres symptômes cesserent totalement, au grand contentement du Médecin & du malade.

Nota. La péripneumonie & la pleurésie se

traitent de même : il faut suivre la méthode prescrite pour la péripneumonie.

PLEUROPNEUMONIE.

Observation du Docteur MARQUET *sur la pleuropneumonie.*

LE 16 Juin 1734, je fus invité de visiter le sieur Henri, Cabaretier à Nancy, demeurant à la Madeleine, attaqué, depuis deux ou trois jours, d'une grande toux, d'oppression de poitrine, de fievre aiguë, de point de côté, de chaleurs d'entrailles, d'insomnie, de crachemens de sang & d'une soif inextinguible; symptômes essentiels de la pleuropneumonie. La toux est produite par une humeur âcre échauffée, qui irrite les bronches des poumons & la trachée-artere en passant.

L'oppression de poitrine vient de la compression des vésicules du poumon par un sang extravasé & raréfié. Or, le sang ne sauroit se raréfier sans distendre les vaisseaux, ni les distendre sans les enflammer & causer la fievre aiguë.

L'inflammation étant considérable, elle se communique du poumon à la plevre par la proximité, & produit la pesanteur & douleur aiguë au côté; ce qui manifeste la pleurésie jointe à la péripneumonie. Les vaisseaux des poumons étant trop distendus, il s'ensuit la rupture des capillaires & le crachement de sang, la chaleur brûlante de la poitrine, l'insomnie & la soif, qui sont les principaux symptômes de la péripneumonie.

Comme dans toute fluxion, oppression & inflammation, la saignée est presque toujours indiquée, elle doit l'être spécialement dans la pleuropneumonie. Ainsi, quoique le malade fût saigné trois fois dès le commencement de sa maladie, je lui fis faire la potion béchique & sudorifique suivante.

Prenez eaux de bardane & de chardon bénit, de chacune trois onces: délayez-y du sang de bouquetin, du blanc de baleine & des dents de sanglier, de chacun un gros; antimoine diaphorétique, un demi-gros; syrop de diacode, une once: mêlez, & faites une potion à prendre à la cuillerée. Cette potion fut donnée le soir au malade à trois ou quatre reprises: elle lui procura une sueur fort abondante, qui dégagea un peu sa poitrine. Cependant le lendemain, qui étoit le cinquieme de la maladie, je fis réitérer la saignée du bras; le sang étoit toujours couenneux, jaunâtre & fort épais; & pour délayer ce sang épais, je fis prendre au malade cinq onces d'eau distillée de pervenche, un gros de sang de bouquetin, & une once de syrop de coquelicot. Pendant ce temps on lui donnoit, pour boisson ordinaire, la décoction de pervenche, de scolopendre & de scabieuse. Vers le septieme jour, la respiration commença à se dégager, & tous les autres symptômes diminuerent insensiblement, jusqu'au quinzieme, qu'il fut purgé avec deux onces de manne délayée dans cinq onces de teinture de rhubarbe, à laquelle on ajouta deux gros de tablettes diacarthami & un demi-gros de poudre à vers, pour une médecine qu'il prit le matin, dont il fut bien purgé, ensuite guéri.

POISONS.

OBSERVATIONS de M. MARQUET sur les poisons.

OBSERVATION Iere.

Poison de ciguë.

LE 11 Mars 1723, à une heures après minuit, je fus appelé par la fille du nommé Lefebvre, Tourneur de Nancy, pour secourir cinq personnes empoisonnées. Ne sachant ni la nature, ni la qualité du poison qu'ils avoient avalé, je m'informai auprès de la Commissionnaire ce qu'ils avoient mangé à leur souper; elle me répondit que c'étoient des panais, & qu'elle n'en avoit pas voulu manger, parce qu'elle ne les aimoit pas. M'ayant fait apporter les sarclures des racines en question, je remarquai, par l'odeur & par le goût, plusieurs morceaux de ciguë, que j'enveloppai soigneusement dans un creux de papier. Ne doutant donc plus de la nature & de la qualité du poison, je fis prendre à l'instant cinq grains de tartre émétique au pere de famille, âgé de cinquante ans, quatre grains à sa femme, & quatre grains à son compagnon, âgé de dix-huit ans, trois grains à chacun des enfans; le tout délayé dans du vin de Bourgogne. Environ une demi-heure après, la femme, les enfans & le compagnon commencerent à vomir, & dans chaque intervalle que laissoit le vomissement, je faisois prendre à chacun un gobelet de vin de Bourgogne. Ils me déclarerent qu'ils étoient tellement engourdis, que leurs bras, leurs jambes & tous leurs membres paroissoient aussi pesans que du plomb. Pour le pere de famille, comme il avoit mangé plus de panais que les autres, il avoit perdu la connoissance & la parole; il étoit tombé dans des convulsions affreuses; il avoit les yeux & la bouche tournés de travers, & faisoit avec ses membres des mouvemens & des gesticulations semblables à ceux qui sont dans les accès épileptiques.

Voyant donc que l'émétique n'opéroit pas, je redoublai la dose une heure après: deux heures étant passées sans effet, je donnai une troisieme prise, & enfin, après trois heures d'intervalle, j'en hasardai une quatrieme prise, qui faisoit en tout la quantité de vingt grains; pour lors il commença à vomir. Je continuai à lui donner du vin jusqu'à la fin de l'opération du remede. Je remarquai que le pouls de ces cinq malades empoisonnés fut toujours naturel, réglé & tempéré, sans aucun dérangement dans la circulation; ce qui nous fait voir que le poison narcotique de la ciguë ne s'attache qu'au genre nerveux.

Le pere de famille fut cruellement tourmenté par le vomitif, parce qu'il étoit vieux, maigre & fort délicat ; mais ce remede étoit un mal nécessaire. Après l'effet du vomitif, je fus obligé, pour appaiser l'inflammation & la fievre qui survinrent au malade, de le faire saigner plusieurs fois, de lui prescrire des juleps rafraîchissans, & de la tisane faite avec des racines d'althea, de nénuphar, de chicorée, la réglisse & l'orge. Enfin, sept ou huit jours après ils furent tous parfaitement guéris.

Observation II.

Vomissement de sang causé par un poison corrosif.

Au commencement de l'année 1730, un certain Charlatan nommé.... ayant obtenu la permission de débiter ses drogues pernicieuses à Nancy, en vendit à un grand nombre de personnes, dont la plupart moururent dans l'opération même du remede, & d'autres en furent incommodées pendant long-temps. On fit le procès au Charlatan, mais trop tard : il s'étoit éclipsé incontinent, ayant appris les pernicieux effets de ses ingrédiens.

Le 30 Mai 1730, je fus appelé pour avoir soin d'un de ces malheureux empoisonnés; c'étoit le fils d'un Cordonnier nommé Genty, auquel on avoit fait prendre une tablette dudit Charlatan, composée, selon toute apparence, de verre d'antimoine, mêlé avec un peu de pâte cuite au four, & faite en maniere de petit pain : aussi, lorsqu'il eut pris cette tablette, le vomissement de sang survint si copieusement, que l'on l'on désespéroit du malade, à cause des cardialgies, des syncopes & des convulsions, qui furent les suites de l'hémorrhagie. Comme cette maladie étoit des plus provisoires, je fis prendre d'abord au patient un grain de *laudanum*, avec un demi-gros de diascordium, tant pour arrêter le vomissement, que pour adoucir & calmer les douleurs que le malade ressentoit dans les grands efforts qu'il faisoit en vomissant. La saignée ne pouvoit avoir lieu, à cause de la contraction du pouls & des fréquentes syncopes. Ainsi je n'en parlai plus, & je fis d'abord avaler au malade deux onces d'huile d'amandes douces tirées sans feu.

On lui fit aussi de la tisane avec les racines de bistorte, de tormentille, d'althea, de grande consoude, les balaustes, les fleurs de sumach, les feuilles de pieds-de-lion, de queue-de-chat & la réglisse, qu'on lui faisoit prendre par gobelets, afin d'arrêter l'hémorrhagie & en même temps le vomissement. On lui appliqua aussi sur l'estomac une demi-once de vieille thériaque : ses bouillons furent faits avec le bœuf, le mouton, la volaille, & une poignée de riz. Enfin, sept ou huit jours après, le malade commença à se rétablir ; mais il étoit si foible & si énervé, qu'il fallut le mettre, pendant la quinzaine suivante, à l'usage du lait de vache, qui compléta sa guérison.

Observation III.

Le 16 Juin 1734, la fille du nommé Pirot, Cabaretier de Nancy, âgée de trois ans, &

la fille de Bertrand son cousin, âgée de six ans, étant allées hors de la ville, s'aviserent de manger des semences d'une plante qu'elles trouverent. Ces deux enfans, non contens d'en manger, en rapporterent dans leurs poches pour le lendemain : mais dès qu'elles furent arrivées à la maison, tous leurs membres devinrent rouges comme de l'écarlate : le délire survint ; l'assoupissement & les mouvemens convulsifs suivirent de près. Les peres & les meres de ces deux enfans, ne sachant à quoi attribuer ces accidens, allerent chez un Apothicaire, qui leur fit prendre à chacune une prise de thériaque : mais ces symptômes, au lieu de diminuer, augmenterent de telle sorte, qu'il y avoit *periculum in mora*. Ils m'envoyerent prier, vers minuit, de les aller secourir. J'examinai la nature du poison qui se trouvoit dans leurs poches ; je remarquai des fruits & des semences de jusquiame. Quoiqu'il y eût déjà cinq ou six heures de temps écoulées depuis qu'elles en avoient avalé, je me déterminai à donner à celle de six ans quatre grains de stibié, qui firent un bon effet. Je remarquai quantité de semences de jusquiame avec des glaires ; & dans chaque intervalle que laissoit le vomissement, je lui faisois donner quelque peu de vin tiede. Je fis prendre aussi à la plus jeune trois grains de stibié : mais ce remede ne fit aucun effet, ni par haut, ni par bas ; au contraire, les convulsions augmenterent à chaque instant : elle avoit un regard furieux ; elle faisoit des cris & des contorsions épouvantables. Je fus donc obligé de doubler la dose de l'émétique, en lui donnant trois autres grains : alors elle vomit beaucoup de matieres glaireuses, une quantité de semences de jusquiame qui étoient encore dans leur entier ; tant il est vrai qu'il ne faut pas se fier aux vertus imaginaires de la thériaque ; remede de peu d'effet, & bien accrédité.

Observation IV.

Le 10 Juin 1739, je fus appelé pour secourir l'enfant du nommé Spilment, demeurant au haut de la rue de la Hache à Nancy, âgé de sept à huit ans, qui étoit tombé dans convulsions affreuses, après avoir mangé des semences de jusquiame : il avoit perdu la connoissance, & tout son corps étoit rouge comme de l'écarlate. Pour extirper la cause de son mal, qui étoit un poison caustique & épaississant, je me déterminai d'abord à l'évacuer par le secours du vomitif; & pour cet effet, je fis prendre trois grains de tartre émétique au malade dans un gobelet d'eau chaude, qui le firent beaucoup vomir ; & à la fin du vomissement, je lui fis donner un gobelet de vin chaud, avec un peu de sucre & de thériaque ; & il fut guéri dès le lendemain.

POLYPE.

Observation de M. Marquet sur le polype.

Le 18 Septembre 1756, le nommé Prieur, Tonnelier à Nancy, âgé de quatre-vingts ans, s'étant trouvé extrêmement incommodé d'un polype dans l'intérieur du nez, qui lui bouchoit le passage de la respiration, cet organe étant une fois plus gros qu'à l'ordinaire, me fit appeler pour le secourir. Comme l'extirpation ne pouvoit avoir lieu, à cause du grand âge du malade & de l'ancienne date de l'excroissance qu'il portoit depuis long-temps; je me déterminai d'abord à lui appliquer sur la partie malade l'onguent fait avec deux gros de mercure précipité rouge & une demi-once de graisse de porc, qu'on introduisit tous les soirs dans les narines du malade. Ce remede fit un effet si prompt, que les chairs polypeuses tomberent dès la premiere nuit en lambeaux, & qu'il s'écoula de son nez quantité de matieres purulentes: ce qui dégagea, dans l'espace de vingt-quatre heures, le passage de la respiration. Cette partie s'étant remise dans son état naturel, le malade ne ressent plus aucune douleur; sa respiration est aussi libre & aussi dégagée que s'il n'avoit jamais été incommodé; ce qui n'empêche pas, pour plus grande sûreté, que je ne lui eusse prescrit une potion purgative & hydragogue, & que je ne lui fisse introduire journellement dans les narines des tentes chargées de mon onguent.

RHUMATISME.

OBSERVATIONS *de* M. MARQUET *sur le rhumatisme.*

OBSERVATION I.re

Rhumatisme aux reins, appelé lumbago.

LE 16 du mois d'Août 1740, le nommé Gourdo, Régent d'Ecole au faubourg Saint-Pierre de Nancy, âgé de cinquante-huit ans, fut attaqué d'un rhumatisme dans les lombes, qui l'empêchoit de marcher & de se mouvoir, à cause des grandes douleurs qu'il souffroit lorsqu'il vouloit faire le moindre mouvement.

Le rhumatisme en général ayant pour cause prochaine une sérosité âcre, épanchée & fixée sur les fibres nerveuses & musculeuses, qui, par son acrimonie, les picote, les irrite, & cause des sentimens de douleur; ainsi mon indication se porta d'abord à évacuer les sérosités épanchées, par le moyen des purgatifs & des sudorifiques. Le malade n'ayant aucune fievre, je n'employai pas la saignée; je me restreignis à la purgation suivante.

Prenez poudre hydragogue & *de tribus*, de chacune un demi-gros; jalap en poudre, dix grains : faites, avec le syrop de chicorée composé, un bol qui sera pris tous les matins, & un bouillon par-dessus.

Après l'effet de cette médecine, je prescrivis au malade une tisane sudorifique, comme il suit. *Prenez* racines & bois de squine, de salsepareille, de genievre, de gayac, de sassafras, de chacune une once ; réglisse concassée, une demi-once ; fleurs de coquelicot, une pincée : faites boüillir dans cinq livres d'eau de fontaine sur des cendres chaudes pendant vingt-quatre heures : faites une tisane, dont le malade prendra trois grands verres par jour, un le matin, le second deux heures après le dîner, & le troisieme en se couchant. Ces remedes firent un effet si prompt, que le malade fut guéri au bout de la huitaine, sans saignée ni rechute.

Observation II.

Rhumatisme appelé lumbago.

Le 15 Mars 1741, la veuve Margueron, âgée de soixante-dix ans, se trouvant attaquée d'un *lumbago* qui lui ôtoit non seulement la liberté de se mouvoir, mais qui lui causoit dans les reins de grandes douleurs, me fit prier de lui procurer du soulagement.

Le *lumbago* est une espece de rhumatisme, qui a pour cause prochaine & immédiate une sérosité âcre qui se fixe sur les muscles lombaires, & qui irrite les nerfs par son acrimonie, & cause un sentiment de douleur très-vif & très-aigu.

La premiere indication pour guérir le *lum-*

bago, c'est l'évacuation de la cause du mal, qui ne se peut faire que par la voie des selles, des urines ou des sueurs.

La plupart des Médecins admettent la saignée du bras réitérée, & même celle du pied, comme un souverain remede contre le *lumbago* & contre tous les autres rhumatismes. J'avoue sincérerement qu'étant jeune Médecin, j'ai suivi cette méthode ; mais j'ai remarqué que les saignées traînoient la maladie en longueur, & qu'elle duroit quelquefois cinq ou six mois, & même des années entieres. Au contraire, par la méthode des purgatifs & des sudorifiques, sans saignées, mes malades attaqués de rhumatisme, de sciatique & de *lumbago*, guérissent souvent dans vingt quatre heures ; & presque toujours dans sept ou huit jours au plus tard.

Cela supposé, je fis d'abord purger la malade avec un demi-gros de poudre cornachine & une once de manne délayée dans un bouillon. Cette médecine la purgea suffisamment, & fit évacuer par le bas une partie des sérosités âcres qui irritoient les muscles lombaires.

Ensuite je fis faire la tisane sudorifique suivante. *Prenez* bois de buis, de genievre, de squine, de salsepareille, de chacun une once ; fleurs de coquelicot, une pincée ; réglisse effilée, une demi-once : faites bouillir dans cinq livres d'eau de fontaine jusqu'à consomption du tiers ; puis infusez pendant vingt-quatre heures sur des cendres chaudes. On en prendra un grand verre le matin à jeun, un autre deux heures après le dîner, & le troisieme en se couchant : il faut continuer jusqu'au parfait rétablissement.

Quatre ou cinq jours après le malade fut rétabli en parfaite santé.

Observation III.

Rhumatisme compliqué avec la paralysie.

Le 26 Décembre 1749, je fus prié, de la part du sieur Fruston, Maître Écrivain à Nancy, de le visiter. Il se plaignoit de douleurs très-violentes dans tous les membres ; douleurs qui l'empêchoient de se mouvoir ; de façon qu'on étoit obligé de lui servir à boire & à manger comme à un petit enfant ; douleurs qui étoient si violentes, qu'elles lui causoient une fievre & une insomnie continuelles. Selon toutes les apparences, la saignée du bras, & même celle du pied, étoit indiquée : mais j'ai remarqué, par une expérience de plus de quarante ans, que ceux qui ont été saignés en pareil cas, avoient été très-long-temps malades : c'est pourquoi, en supprimant la saignée, je pris le parti de prescrire des sudorifiques de la maniere suivante.

Prenez des bois & des racines de squine, de salsepareille, de gayac & de sassafras, de chacun une once ; réglisse & polypode, de chacune une demi-once; fleurs de coquelicot, une pincée : faites infuser le tout pendant vingt-quatre heures sur des cendres chaudes dans trois pintes d'eau de fontaine, que vous ferez ensuite bouillir pendant une demi-heure, pour une tisane dont le malade prendra un grand verre le matin, un autre deux heures après le dîner, & le troifieme à l'heure du sommeil. Mais, pour aider l'opération de ce remede, je conseillai au malade de coller une bougie au fond d'une chaufferette, de la mettre entre ses cuisses dans son lit, en élevant les genoux, & de se bien couvrir. La chaleur concentrée de la bougie se communique au malade en dilatant les pores de la peau, lui excite une sueur, qui fait évacuer la cause du mal avec la maladie qui disparut dans l'espace de deux fois vingt-quatre heures.

OBSERVATION IV.

Rhumatisme universel avec paralysie.

Le 8 Décembre 1751, la femme du sieur Duchesne, Rôtisseur à Nancy, âgée de vingt-six ans, me fit prier de la guérir d'un rhumatisme universel, avec paralysie, dont elle se trouvoit incommodée. Elle souffroit non seulement des douleurs très-sensibles, mais la paralysie, compliquée avec le rhumatisme, l'empêchoit de se mouvoir; de sorte qu'on étoit obligé de lui donner à boire & à manger, comme à un enfant de six mois.

Cette maladie étoit occasionnée par un froid & par une sérosité âcre, fixée entre les interstices des muscles & des tendons, qu'elle picottoit par son acrimonie, & causoit à la malade des douleurs très-violentes.

Ma premiere indication fut d'évacuer la cause du mal par la voie de la transpiration, au moyen de la tisane suivante.

Prenez des bois & racines de squine, de

gayac, de salsepareille & de sassafras, de chacune une once; de la réglisse, une demi-once, que l'on fera infuser, l'espace de vingt-quatre heures, sur des cendres chaudes, dans trois pintes d'eau de fontaine, & ensuite, après une légere ébullition, la malade prit de cette tisane un verre le matin à jeun, un verre deux heures après le dîner, & un troisieme le soir. Après chaque prise, je fis bien couvrir la malade dans son lit, pour la faire suer: je lui conseillai de coller une bougie au fond d'une chaufferette, de la mettre entre ses cuisses dans son lit, en élevant les genoux. La chaleur de la bougie allumée, concentrée, se communique à la malade, dilate les pores de la peau, & procure des sueurs abondantes; ensuite on doit changer de linge. Après quelques jours de sueurs, la malade se trouva en état de sortir de son lit: pour lors je la fis purger avec un gros de poudre hydragogue, & lui donnai un bouillon deux heures après. Elle fut guérie dans l'intervalle de cinq à six jours, tant par l'usage des sudorifiques, que par la médecine hydragogue.

SQUIRRE.

OBSERVATION de M. MARQUET sur un squirre à l'estomac.

LE 9 Mai 1733, le nommé Maréchal, Poissonnier, demeurant rue de Greve à Nancy, étant attaqué d'hémorrhagies fréquentes, me fit inviter de lui donner mes soins. A la premiere visite, j'examinai sérieusement le malade : je remarquai une tumeur circonscrite de la grosseur d'un pain d'une livre, dure, ronde, qui occupoit l'espace depuis le cartilage xiphoïde jusqu'au nombril ; elle étoit indolente, sinon lorsqu'on la pressoit un peu fort avec la main. Le malade avoit perdu l'appétit ; son pouls étoit fiévreux, ses urines crues, sans aucun dépôt : la fievre lente & la maigreur, jointes à la perte de l'appétit, à l'insomnie & à l'hémorrhagie, lui causoient de fréquentes foiblesses. Dans cette situation, comme le symptôme le plus pressant étoit l'hémorrhagie, je commençai par faire saigner le malade, & le purger le lendemain avec deux onces de pulpe de casse dissoute dans cinq onces d'eau de chicorée ; & pour faire résoudre la tumeur dure qui occupoit la région épigastrique, je fis appliquer sur cette partie l'emplâtre *diachylum cum gummis* : mais ce remede externe ne fit que très-peu ou point d'effet. Il auroit été nécessaire de donner au malade les apéritifs & les fondans ; mais les hémorrhagies fréquentes étoient une contre-indication.

Pendant ces fâcheuses circonstances, désespérant de la guérison du malade, il lui survint une fievre quarte ; & sachant qu'il arrive quelquefois qu'une maladie en guérit une autre, je lui conseillai de laisser à la fievre son cours libre, sans prendre aucun remede, attendu que la grande effervescence du sang pendant les accès, pouvoit, mieux qu'aucun remede, faire dissoudre son squirre. Il suivit mon avis, qui fut salutaire; car, après deux ans de maladie, il fut parfaitement guéri & de son squirre & de sa fievre. Il est à présent gras, gros & robuste, n'ayant eu depuis aucune incommodité; tant il est vrai que la Nature a quelquefois plus de part à la guérison des maladies, que les remedes les plus souverains.

SCORBUT.

OBSERVATIONS de M. MARQUET sur le scorbut.

OBSERVATION Iere.

LE 7 Septembre 1727, je fus appelé pour traiter un particulier qui avoit été cinq ou six années entre les mains de plusieurs Chirurgiens de Nancy, sans avoir reçu aucun soulagement à ses maux. Il s'étoit ressenti, dès sa jeunesse, de douleurs dans les jointures du corps, qui augmentoient tous les soirs & pendant la nuit. Ayant atteint l'âge de trente-cinq ans, il lui survint une ophtalmie, des tubercules autour du front, avec un ulcere dans les narines, qui s'étendoit au-dessus du palais, & qui exhaloit une puanteur insupportable, des hémorrhagies fréquentes; presque toutes ses dents, plus de vingt esquilles d'os de son nez & du palais tomberent par morceaux; ce qu'il prenoit par la bouche sortoit par le nez. Cela donnoit lieu de croire que son mal étoit incurable.

Après lui avoir fait plusieurs questions, il m'avoua que sa Nourrice étoit morte de la vérole, & qu'il croyoit véritablement qu'elle étoit l'origine & la source de tous ses maux. Etant suffisamment instruit & convaincu de la cause de sa maladie, je me déterminai à le faire passer par la salivation de la maniere suivante.

Je commençai par la saignée du bras, & le lendemain je fis prendre au malade la potion suivante.

Prenez moelle de casse récemment extraite, manne de Calabre, de chacune une once; rhubarbe choisie en poudre, un demi-gros : faites bouillir dans cinq onces d'eau de chicorée; coulez, & ajoutez une once de syrop de chicorée composé : faites, suivant l'art, une potion qui sera prise tous les matins.

Je lui prescrivis cette médecine fort douce, afin de ne rien irriter, & dans la crainte de renouveler les hémorrhagies qui lui étoient fort fréquentes ; après quoi je lui fis prendre, matin & soir, les bains domestiques d'eau douce; & en sortant du bain, un bouillon fait avec la rouelle de veau, les feuilles de chicorée, de laitue, de cerfeuil & de patience, & pour boisson ordinaire, de la tisane faite avec les racines d'althea, d'oseille, de chicorée, de patience, de fraisier & la réglisse, de chacune une once ; une pincée de coquelicot, pour un pot de tisane.

Le malade ayant été préparé de cette maniere pendant quinze jours, la maladie étant d'ailleurs fort sérieuse & très-délicate à traiter, je fis réitérer la saignée du bras : le lendemain je commençai à faire prendre au malade dix grains de panacée mercurielle le matin, & autant le soir : chacune de ces prises le purgea trois ou quatre fois. Le second jour, il en prit douze grains le matin & autant le soir; il ne fut purgé que trois fois de ces deux prises. Le 30 Juin, il en prit quatorze grains le matin & autant le soir, avec un bouillon par-dessus chaque prise; il ne purgea pas du tout.

Je regardai sa bouche, sa langue & ses gencives; mais il ne paroissoit pas encore aucun signe de la salivation. Le quatrieme jour, je lui en fis prendre dix-huit grains le matin & autant le soir; il n'en fut pas purgé; mais il commença à ressentir des maux de cœur. Le cinquieme jour, il en prit vingt grains le matin & autant le soir. Le sixieme jour, je continuai la même dose. Le septieme jour, il commença à avoir la langue, les levres & les gencives fort enflammées, & tout le visage enflé, avec une puanteur de bouche insupportable. Dès ce jour, la salivation parut sur le soir ; elle devint si copieuse pendant quinze ou vingt jours, que je fus obligé de faire prendre de temps en temps au malade des lavemens laxatifs, émolliens & rafraîchissans, pour détourner par le bas une partie des humeurs qui affluoient en trop grande quantité du côté de la bouche. Quand la salivation fut arrêtée, je purgeai encore une fois le malade avec deux onces de manne délayée dans une écuelle de lait ; je le mis ensuite à l'usage du lait de vache pendant un mois, dont il prenoit tous les matins une petite écuelle.

Par cette méthode le malade fut autant guéri

qu'il pouvoit l'être : son ulcere se cicatrisa ; mais il eut toujours une communication du palais à la bouche, & son nez resta contrefait, parce que les os étoient tombés par esquilles. Il vécut encore dix-huit ou vingt ans, & à la fin il mourut d'apoplexie. Deux enfans qu'il a laissés paroissent se bien porter.

OBSERVATION II.

Affection scorbutique.

Le 19 Avril 1724, la femme du sieur Joly, Menuisier à Nancy, âgée de quarante-deux ans, me fit inviter de la guérir d'une affection scorbutique dont elle étoit tourmentée depuis long-temps. Elle avoit de violentes douleurs par tout le corps ; ses gencives étoient noirâtres, ulcérées ; il exhaloit de sa bouche une odeur des plus désagréables ; ses dents se détachoient d'elles-mêmes sans être gâtées, & l'on voyoit sur sa peau des taches jaunâtres & livides, qui marquoient une grande corruption & une grande acrimonie dans le sang.

Pour nettoyer les gencives & les raffermir, je les lui fis laver avec le gargarisme suivant. *Prenez* orge entiere, une demi-poignée ; feuilles d'aigremoine, de pimprenelle, d'*illecebra*, de chacune une poignée ; sommités de millepertuis, roses rouges, de chacune une pincée : faites bouillir dans une pinte d'eau de fontaine, & délayez dans la colature deux onces de miel rosat : faites un gargarisme.

Je fis prendre tous les matins à la malade

dix grains de mercure doux, avec un peu de pulpe de caſſe, & chaque quatrieme jour, j'ajoutai à la priſe de mercure dix grains de ſcammonée. Par cette méthode la malade fut guérie, trois mois ou environ après l'uſage de ce remede.

Observation III.

Le 7 Juin 1751, la femme du ſieur Paquis, Menuiſier à Nancy, & deux autres perſonnes de la même famille, s'étant trouvées incommodées de différens ulceres dans la bouche & aux gencives, avec puanteur, noirceur, hémorrhagie, & des douleurs dans tous les membres, ſur-tout à la tête, me prierent de leur donner du ſecours. Tous les ſymptômes dénotoient une affection ſcorbutique, cauſée par une ſéroſité âcre, ſalée, & fort cauſtique.

Pour appaiſer tous ces accidens, je commençai par faire prendre aux malades un verre de la décoction ſuivante.

Prenez des feuilles de *cochlearia*, de creſſon de jardin, de *ſiſymbrium*, de chacune une poignée; ſommités d'abſynthe & de millepertuis, de chacune une demi-poignée, que vous ferez bouillir dans une pinte d'eau de fontaine. L'on ajoutera à la colature trois ou quatre cuillerées de miel, dont les malades prendront tous les matins un verre. Ils ſe gargariſeront ſouvent la bouche & les gencives avec le gargariſme ſuivant.

Prenez des feuilles d'*illecebra*, trois poignées, que vous ferez bouillir pendant une demi-
heure

heure dans trois verres d'eau de fontaine. L'on ajoutera à l'expression une cuillerée de miel pour un gargarisme, dont les malades se laveront souvent la bouche & les gencives. Sur le déclin de la maladie, je les fis purger, en leur donnant à chacun trois verres d'eau de casse; après quoi ils furent radicalement guéris.

SUPERFÉTATION.

OBSERVATION de M. MARQUET sur une superfétation.

LA superfétation est une action par laquelle un fœtus, déjà existant dans la matrice, il s'y en forme un nouveau par une seconde copulation. Le Docteur Marquet en donne un exemple dans l'observation suivante.

Le 21 Juillet 1727, la femme du sieur Musin, Pâtissier à Nancy, étant grosse de sept mois, avorta d'un fœtus qui ne pouvoit être que d'environ six semaines : l'arriere-faix étoit tout au plus de la largeur de la paume de la main. La suite de cette fausse couche fut une perte de sang, que l'on ne put arrêter, à cause de la tension de la matrice; ce qui continua jusqu'à la naissance du premier enfant; & pour lors la perte cessa d'elle-même.

L'on ne sauroit douter que l'enfant premier né n'ait été engendré quatre ou cinq mois après la conception du dernier venu; mais comme celui-ci étoit plus fort, il est censé qu'il écrasa son frere en faisant ses mouvemens dans la matrice ; & ainsi la mere, étant grosse de sept mois, avorta d'un second enfant de six semaines ou environ, avant qu'elle fût accouchée du premier conçu ; ce que l'on appelle superfétation.

SUPPRESSION D'URINE.

Observation de M. Marquet sur la suppression d'urine.

LE 14 Janvier 1723, un ancien Officier des troupes de France se trouvant incommodé d'une suppression d'urine, me fit prier de le secourir dans son infirmité, la maladie étant pressante, parce que l'urine étoit totalement supprimée, & qu'il y avoit *periculum in mora*. J'interrogeai le malade, pour savoir s'il n'avoit pas participé dans sa jeunesse à quelques faveurs de Vénus, dont il convint.

Cela supposé, je commençai d'abord par faire tirer du sang au bras du malade jusqu'à trois ou quatre fois ; je lui fis faire aussi des lavemens émolliens avec les feuilles de mauve, de pariétaire, de seneçon, de violettes, de mercuriale, de chacune une demi-poignée; les fleurs de camomille, de mélilot, de chacune une pincée ; semences de lin, une poignée, que l'on fit bouillir pendant un quart d'heure dans une chopine d'eau de fontaine : l'on ajouta à la colature deux onces d'huile de lin,

& une once de catholicon fin pour un lavement. Je le mis aussi à l'usage de la tisane rafraîchissante & émolliente pour boisson ordinaire. Ces remedes appaiserent un peu la fievre ; mais une carnosité qui étoit dans l'uretre empêchoit l'introduction de la sonde. Je fus donc obligé d'y faire introduire une bougie chargée d'un caustique, pour consumer la carnosité qui pressoit le passage de l'urine, & qui en empêchoit l'écoulement ; de maniere que lorsqu'on mettoit la main sur le bas-ventre, on sentoit la vessie pleine & gonflée, de la grosseur d'une tête d'enfant : mais tandis que la bougie faisoit son effet dans le canal de l'uretre, la Nature, qui est une bonne mere, fit d'elle-même son opération, en se faisant une ouverture ou un passage vers la racine de la verge, un peu au-dessus du *scrotum*. Par le moyen de cette ouverture, l'urine s'évacua totalement : les demi-bains calmerent les accidens, & procurerent du repos & de la tranquillité au malade, jusqu'à ce que la carnosité fût totalement rongée. L'ouverture étant en même temps consolidée, l'urine reprit son cours naturel par le passage ordinaire. Il faut convenir que la Nature eut pour le moins autant de part à cette guérison, que les remedes qui furent indiqués : ensuite de quoi je fis prendre au malade, de quatre jours en quatre jours, trente grains d'éthiops minéral pendant cinq ou six semaines. Depuis ce temps, il ne s'est ressenti d'aucune incommodité, à la réserve de quelques douleurs de rhumatisme, que j'ai fait passer par l'usage des sudorifiques.

SURDITÉ.

OBSERVATION *de* M. MARQUET *sur la surdité.*

LE 15 Janvier 1716, je fus consulté, dit le Docteur Marquet, par Louis Coutan, Charpentier à Nancy, attaqué depuis trois ans d'une surdité & bourdonnement d'oreilles qui l'incommodoit beaucoup; surdité causée par un *cerumen aurium* condensé & trop épaissi, qui s'arrêtoit sur le tympan & sur les autres organes des oreilles. Ainsi, pour atténuer & évacuer en même temps cette matiere épaisse qui faisoit la cause prochaine de la surdité, je conseillai au malade, après une légere saignée du bras, de se purger de quinze jours à autres avec le bol suivant.

Prenez trochisques d'agaric, jalap en poudre, de chacun un scrupule; aloès succotrin, un demi-gros; mercure doux, douze grains: faites, avec une suffisante quantité de syrop de nerprun, un bol qui sera pris le matin, buvant par-dessus un bouillon altéré avec les feuilles de chicorée, d'aigremoine & de pimprenelle.

Après l'effet de cette médecine, je mis le malade à l'usage du remede suivant.

Prenez du bois de frêne verd que vous ferez brûler; ramassez l'eau qui en sort par les extrémités; trempez un morceau de coton dans cette eau; ensuite introduisez le soir & le matin dans les oreilles du malade. Cinq ou six semaines après l'usage de ce remede, il se trouva parfaitement guéri.

TEIGNE.

OBSERVATIONS de M. MARQUET *sur la teigne.*

OBSERVATION Iere.

Tout le monde sait qu'il ne s'est trouvé jusqu'à présent aucun remede sûr pour guérir la teigne, à la réserve de l'emplâtre de poix navale, que l'on applique sur la tête des patiens, & que l'on arrache ensuite à force de bras, en les écorchant vifs & leur enlevant les croûtes de teigne avec la peau de la tête; en sorte que le sang s'écoule souvent par cette opération le long de leur dos & de leur poitrine; opération cruelle, qui cause aux spectateurs beaucoup de peine & de compassion, & aux patiens des douleurs très-vives; opération qui n'est pas finie lorsqu'on a enlevé la peau de la tête avec l'emplâtre, puisque l'on prend ensuite de la lessive chaude dont on lave la partie écorchée; ce qui ne peut se faire sans grande douleur, & sans que l'on ne remette un nouvel emplâtre de poix, pour, après vingt-quatre heures, recommencer la même chose qu'auparavant; opération que l'on est obligé de réitérer plus de trente fois avant d'obtenir une parfaite guérison. Mais dans les différentes expériences que j'ai faites, dit le Docteur Marquet, pendant plus de quarante ans de pratique, j'ai découvert une plante qui guérit certainement la teigne en l'appliquant fur la partie malade, après l'avoir pilée ; c'est un doux cauftique qui enleve & fait tomber toutes les croûtes, fans caufer aucune douleur. Cette plante fe nomme *illecebra ou fedum minus acre flore luteo*, & en françois *patte d'oifeau* (Voyez la differtation de ce Médecin qui fe trouve dans ce Recueil). J'en ai fait l'expérience fur quantité de fujets ; elle a toujours bien réuffi.

Dans les différentes recherches que j'ai faites, j'ai encore trouvé un autre remede qui eft plus prompt & plus expéditif que le *fedum acre*. Je prends pour cet effet une once de mercure précipité rouge, que j'incorpore avec un quarteron de graiffe de porc, non falée, connue vulgairement fous le nom de faindoux ; j'en fais une pommade, que j'applique tous les foirs fur la partie teigneufe, ayant foin de purger le malade, de huit en huit jours, avec la poudre hydragogue délayée dans un verre de tifane defficative. J'ai guéri par cette méthode quantité d'enfans & de grandes perfonnes attaqués de la teigne, entre autres les fix enfans de chœur qui me furent confiés de la part de Meffieurs de la Primatiale de Nancy, & la fille du fieur ***, qui étoit attaquée de ce mal depuis vingt-deux ans. J'ai guéri auffi une Religieufe âgée de quarante-neuf ans, dont la tête en étoit couverte jufque dans les yeux & dans les oreilles, & quantité d'autres. C'eft un fecret que je communique volontiers au Public, pour en faire usage; secret que j'ai mis cent fois à l'épreuve; secret qui guérit en très-peu de temps; secret qui guérit radicalement; secret qui guérit sans douleur; secret qui guérit enfin *citò, totò & jucundè*.

Observation II.

Le 25 Juillet 1743, la fille du nommé Saint-Jean, Charpentier, me pria de la guérir d'une teigne dont elle étoit incommodée depuis vingt-deux jours; teigne glanduleuse, qui n'avoit jamais cédé aux différens remedes qu'on avoit employés pour procurer sa guérison. On sait que cette espece de teigne tient de la nature des écrouelles, qu'elle est rebelle aux remedes, & très-difficile à extirper. Cependant je parvins à la guérison de la maniere suivante.

Je commençai par purger la malade avec un demi-gros de poudre de cornaline ou *de tribus*, & dix grains de mercure doux, incorporés avec un peu de pulpe de casse, qu'elle prit le matin, & par-dessus un bouillon. Cette médecine purgea assez bien la malade, & commença à détruire les humeurs âcres qui se fixoient sur la tête & causoient cette puanteur cadavéreuse qui infecte les teigneux & ceux qui les approchent.

Je fis appliquer, après avoir fait couper le peu de cheveux qui lui restoient, la pommade décrite ci-dessus, que l'on renouvela tous les soirs, ayant soin de ratisser avec un rasoir les croûtes desséchées; ce qui se fait sans douleur, afin de donner à l'onguent plus de prise. Après chaque pansement, on met une calotte de papier gris par-dessus.

Mais comme cette maladie provenoit de causes internes, il fut aussi nécessaire de donner des remedes internes, pour corriger & purifier le sang des sels âcres qui l'infectoient. Je prescrivis donc à la malade tous les matins, de trois jours en trois jours, dix ou douze grains de mercure doux, & pour boisson ordinaire la tisane suivante.

Prenez racines de squine, de salsepareille, de parelle, d'*enula campana*, de chacune une once; feuilles de pervenche, de scabieuse, de mors-du-diable, sommités d'*hypericum*, de chacune une demi-poignée; réglisse effilée, une demi-once: faites bouillir le tout pendant une demi-heure dans cinq livres d'eau de fontaine. Cinq ou six mois après l'usage de ces remedes, la malade fut parfaitement guérie.

TUMEURS.

OBSERVATION de M. MARQUET sur une tumeur phlegmoneuse, édémateuse & érésipelateuse.

LE 6 Avril 1752, je fus invité, dit M. Marquet, de visiter le sieur Joly, Menuisier à Nancy, âgé de soixante-dix ans, dont la jambe gauche étoit devenue extrêmement enflée & ulcérée; espece de tumeur qui participoit en même temps du phlegmon, de l'œdeme & de l'érésipele, provenant de cause interne. La saignée du bras auroit pu être propre pour le phlegmon & pour l'érésipele; mais l'œdeme faisoit une contradiction: c'est pourquoi, pour tarir la source des sérosités qui couloient par l'ulcere, je pris le parti de supprimer la saignée, & de purger le malade, de quatre jours l'un, avec deux onces de clairette purgative que je lui fis prendre le matin, & immédiatement après un bouillon fait avec le veau, tant pour adoucir la trop grande âcreté du purgatif, que pour servir de véhicule aux matieres & pour empêcher les tranchées.

Les jours d'intervalle je faisois prendre, matin & soir, au malade un verre de tisane sudorifique, faite avec la squine, la salsepareille, le gayac, le sassafras & la réglisse, afin de dessécher le sang trop humecté, & de faire passer par le bas une partie des sérosités âcres qui entretenoient l'écoulement de l'ulcere.

Pendant tout ce temps, je faisois appliquer sur le mal la plante verte appelée *illecebra*, après l'avoir pilée & broyée avec un peu d'huile de senevé. Le malade, quoiqu'âgé, fut parfaitement guéri, par l'usage de ces remedes, au bout de cinq ou six jours, sans récidive.

CONSULTATION *du 26 Juillet* 1752 *par* M. MARQUET. *Tumeur carcinomateuse au sein.*

Le mémoire qui nous a été envoyé par une Dame de Dun n'étant pas suffisamment circonstancié, nous ne pouvons y répondre que conditionnellement. On expose que depuis deux ans & demi cette Dame a un accroissement de chair à la mamelle gauche, qui s'est augmentée journellement jusqu'au poids de dix-huit livres, & qui continue à grossir de jour en jour; que la tumeur n'est pas adhérente, & qu'il s'y trouve quelques glandes qui fournissent des eaux rousses; que la malade souffre considérablement, parce que son sein tend à la suppuration.

Tous ces symptômes sont bien expliqués & entendus; mais il est nécessaire, pour entreprendre la cure, autant que faire se pourra, de savoir, 1°. si cette personne est jeune ou vieille, si elle est grasse ou maigre, si elle a eu beaucoup d'enfans, si ses couches ont été faciles ou laborieuses, si elles n'ont pas eu de mauvaises suites, si elle a toujours été bien réglée, & à quelle maladie elle a été sujette; si elle a eu des pertes, des suppressions, des fleurs blanches; enfin si la tumeur est molle, avec fluctuation tendante à suppurer: 2°. si la tumeur est dure, avec résistance, inégale, raboteuse, de couleur cendrée, ou livide, ou plombée, ou environnée de quelques veines remplies d'un sang noirâtre & mélancolique.

Au premier cas, il y auroit quelque espérance de guérison, parce que la tumeur venant à se ramollir & à suppurer, elle pourroit se dissiper par le secours des remedes suivans.

Prenez de la racine de patience sauvage, deux onces; feuilles de pariétaire, de mauve, de laitue, d'oseille, de morelle & de violettes, de chacune une poignée; des fleurs de camomille, de mélilot, de chacune une pincée; des semences de lin, une once, que l'on fera bouillir pendant une demi-heure dans un pot d'eau de fontaine; ensuite on ajoutera un gobelet de bon vinaigre: on humectera trois ou quatre fois le jour la partie malade avec cette décoction, après l'avoir fait tiédir; ensuite on y appliquera l'emplâtre *diachylon cum gummis*. Si la tumeur vient à suppuration, on la pansera deux ou trois fois le jour avec le basilicon. La saignée du bras doit aussi être pratiquée, pour prévenir l'inflammation & la douleur; ensuite on fera prendre à la malade le bouillon suivant.

Prenez feuilles de fumeterre, de cerfeuil, d'aigremoine, de chicorée & de buglosse, de chacune une poignée; racines d'asperge & de *bruscus*, de chacune une once; une demi-douzaine d'écrevisses concassées, la moitié d'un mou de veau, avec le cœur, & un morceau de volaille: vous passerez avec expression, étant bouilli & cuit suffisamment dans de l'eau de fontaine, pour un bouillon dont on donnera, tous les matins & soirs, une écuelle à la malade pendant quinze jours.

Si le bas-ventre n'est pas suffisamment libre, faites infuser dans ledit bouillon, de trois ou quatre jours l'un, deux gros de follicules de séné avec une pincée d'anis.

Lorsque la malade aura été ainsi préparée, nous sommes d'avis qu'on lui fasse prendre, deux fois le jour, les bains domestiques, en l'y mettant une heure chaque fois, & continuant pendant quinze jours. Sur la quantité d'eau nécessaire pour un bain, on mettra une chauderonée d'eau, dans laquelle on aura fait bouillir les herbes émollientes, telles que sont les racines d'althea, de lis, les feuilles de mauve, de violettes, de seneçon, de mercuriale, de pariétaire, les fleurs de camomille & de mélilot.

Après les bains, la malade sera purgée avec cinq onces de dissolution de casse, à laquelle on ajoutera deux ou trois gros de tablettes diacarthami & deux gros de crême de tartre.

Ensuite on passera à l'usage du petit lait filtré, fait auparavant avec la crême de tartre jetée dans du lait bouillant. La malade en prendra le matin une demi-chopine avec un peu de sucre, & continuera pendant quinze jours; après quoi elle sera purgée comme auparavant. Au surplus, nous attendons les instructions nécessaires pour parvenir, autant qu'il sera possible, à une guérison, soit radicale, soit palliative. Délibéré à Nancy, le 28 Juillet 1752. *Signé*, MARQUET, Doyen des Médecins de Nancy.

DEUXIEME CONSULTATION POUR LA MALADIE PRÉCÉDENTE.

Extrait d'une Lettre écrite de Dun, le 5 Août 1752.

Monsieur, en conséquence du mémoire & de votre ordonnance au bas, avant de mettre vos remedes en pratique, j'aurai l'honneur de vous éclaircir sur les choses que vous dites n'être pas assez circonstanciées dans le premier, pour pouvoir vous déterminer à en juger sainement; &

pour le faire avec ordre, je répondrai à toutes vos demandes, ainsi que s'ensuit. 1°. La malade est âgée de trente-deux ans accomplis : 2°. elle est d'une grande stature, assez replette & grasse, d'un tempérament robuste, excepté depuis qu'elle est dans les remedes : 3°. à l'âge de vingt-deux ans, elle a été attaquée d'une obstruction au foie & des fibres pulmonaires, dont elle est parfaitement guérie, & ne s'est jamais ressentie d'aucune douleur intérieure. Elle a bonne poitrine & bon estomac ; elle n'est pas extrêmement sanguine ; mais elle a toujours été bien réglée, à l'exception du mois actuel, auquel elle n'a eu que des fleurs blanches : 4°. la tumeur qu'elle a au sein est dure, sans aucune fluctuation : elle est inégale & raboteuse en haut ; elle est d'un bleu clair. Il paroît un vaisseau autour d'icelle, qui est de même que celui de l'autre sein, excepté qu'il est plus gros : 5°. au haut du sein affligé a paru une excroissance de chair, laquelle est tellement descendue, qu'à présent elle se trouve au milieu du même sein, par la vertu d'un emplâtre d'onguent divin, laquelle pressant en dehors de la grosseur du poing, jette tous les jours du pus, par le moyen des cataplasmes fondans, composés d'escargots à coquilles blanches. N'ayant pu continuer, à cause des chaleurs, nous nous sommes trouvés obligés de nous servir de cataplasmes de marguerite des prés, guimauve, verge d'or, mélilot, pervenche, millepertuis, pied-de-lion, bugle, sanicle, pirole, camomille & oseille. Les mêmes plantes sont employées en distillation pour laver la plaie faite au sein : 6°. la malade se purge ordinairement avec deux onces de manne & un gros de rhubarbe : 7°. cet amas de chair paroît détaché & ne point tenir au corps en quelque façon que ce puisse être, puisqu'au moindre mouvement elle va de côté & d'autre, sans que la malade ressente aucune autre douleur que celle de son poids, qui est d'environ quinze livres : 8°. la malade a bon appétit, & jusqu'à présent nul accès de fievre : elle se fait saigner de temps en temps, & elle continue les cataplasmes que vous avez ordonnés, comme elle faisoit ci-devant. Voici, Monsieur, tous les éclaircissemens que je puis vous donner sur l'état actuel de la malade. Remarquez qu'il y a environ cinq ans & demi qu'elle eut une couche prématurée, après laquelle le sein droit a beaucoup coulé, & le sein gauche, qui est affligé aujourd'hui, n'a pas coulé du tout. Il est toujours resté dur depuis, & a toujours grossi.

RÉPONSE au précédent mémoire du 26 Août 1752.

Plus nous recevons, Monsieur, d'éclaircissemens touchant l'état de la maladie de Madame, plus il se trouve de difficulté à faire résoudre ou suppurer la tumeur qui en fait le sujet. Ce second mémoire nous instruit suffisamment de la malade & du mal.

La tumeur dure, inégale, raboteuse, d'un bleu clair, survenue au sein gauche, à la suite d'une fausse couche, grossissant depuis cinq ans, a été produite par un lait aigri, qui participe de la nature vitriolique, & qui, par son épaississement, la rend dure & carcinomateuse. La matiere chyleuse qui passe par cette partie contracte une acidité pareille à celle qui séjourne dans la tumeur, & lui fournit continuellement la nourriture qui en distend les glandes, & la rend d'une grosseur énorme.

On pansera deux fois le jour la partie ulcérée avec les sucs de morelle, de joubarbe & le miel rosat mêlés ensemble, & on appliquera sur l'ouverture une petite compresse imbibée des mêmes sucs, & sur toute la tumeur l'emplâtre *diachylum*. On continuera les bouillons & les bains jusqu'à la fin du mois de Septembre.

Si le succès de ces remedes ne répond pas à notre attente, il sera nécessaire d'en venir à l'opération : une douleur momentanée doit être préférable à une vie misérable & languissante. La tumeur est détachée & ne tient point au corps : la malade est jeune, robuste & vigoureuse, sans fievre ; ce qui nous fait espérer un bon succès dans l'opération. Délibéré à Nancy, ce 26 Août 1753. *Signé*, MARQUET, Doyen des Médecins de Nancy.

VÉROLE.

OBSERVATIONS *de* M. MARQUET *sur la vérole.*

OBSERVATION Ire.

UN jeune Officier, âgé de dix-huit ans, vint me consulter sur sa maladie le 20 Juin 1719. Il m'avoua d'abord qu'elle ne lui étoit survenue qu'après un commerce impur qu'il avoit eu avec une fille âgée de quatorze ans. En le visitant, je lui trouvai sept ou huit porreaux & plusieurs chancres sur le gland & le prépuce; j'en trouvai autant au périnée, & l'anus étoit bordé, dans sa circonférence, de porreaux, de chancres, de rhagades, de la largeur d'un cul de chapeau, qui exhaloient une odeur insupportable. Enfin, je fus pleinement convaincu de l'existence d'une vérole bien caractérisée. Je procédai à la curation de la maniere suivante.

Après la saignée du bras, je purgeai le jour suivant le malade avec cinq onces d'eau de casse, vingt grains de rhubarbe & autant de jalap en poudre: ensuite je le fis baigner deux fois le jour dans l'eau douce; savoir, depuis neuf heures du matin jusqu'à dix heures, & depuis trois heures après midi jusqu'à quatre. Il continua ses bains pendant douze jours. Son régime de vie étoit, en sortant du bain, un bouillon fait avec le bœuf, le veau, un quartier de volaille, & les herbes

herbes rafraîchissantes. Pour boisson ordinaire, il se servoit de la tisane faite avec les racines d'althea, de chicorée, d'oseille, de fraisier, la réglisse & l'orge entiere. A la fin des bains il fut saigné & purgé comme auparavant; après quoi je lui fis faire l'onguent dont suit la formule.

Prenez axonge non salée, dix onces; mercure revivifié du cinabre, & éteint avec la térébenthine & l'huile de laurier, cinq onces : mêlez pendant long-temps dans un mortier de marbre, & faites un onguent suivant l'art.

Après avoir préparé le malade à recevoir des frictions mercurielles, je le fis asseoir auprès d'un feu clair, & le fis bien frotter avec une serviette chaude, depuis la plante des pieds jusqu'à la jarretiere, afin de faire ouvrir les pores & de les disposer à recevoir le mercure; après quoi je fis étendre, par le malade même, une once d'onguent, depuis la plante des pieds jusqu'au-dessus du genou, que je fis bien frotter en tout sens, depuis six heures du soir jusqu'à six heures & demie, & jusqu'à ce que l'onguent fût totalement desséché, tant par la chaleur du feu, que parce qu'il avoit pénétré dans les pores de la peau. La friction étant faite, on mit au malade des bas de toile ouverts aux côtés & attachés avec des rubans, afin d'empêcher que l'onguent ne s'attachât aux draps, & on le mit dans un lit bien bassiné.

La seconde friction se fit le lendemain à la même heure, avec la même quantité d'onguent & les mêmes précautions, depuis la plante des pieds jusqu'à la demi-cuisse : pour lors il ne vécut plus que de bouillons, de panades

& de tifane; & l'on commença à lui mettre des caleçons. La troifieme friction fe fit depuis la moitié de la cuiffe, dans toute fa circonférence, & s'étendit jufqu'aux aines, en frottant avec foin le fcrotum, la verge, l'anus & le périnée.

La cinquieme friction embraffa toutes les feffes jufqu'aux lombes, toujours avec une once d'onguent. A cette friction, le malade commença à mettre une chemife blanche.

La cinquieme s'étendit depuis les lombes jufqu'au cou, que l'on frotta bien, de même que les aiffelles, le derriere des oreilles & des parotides, obfervant de ne pas frotter l'abdomen ni la poitrine, à caufe des vifceres qui y font contenus, auxquels il pourroit furvenir quelque grande inflammation.

Les fignes d'une falivation prochaine font la rougeur des levres, de la langue & des gencives, qui s'enflent & s'épaiffiffent: le pouls devient dur, fréquent & tendu; on reffent des tranchées & des maux de cœur. J'avois foin d'examiner fouvent la bouche du malade, & aucun de ces fignes ne paroiffoit.

La fixieme fe fit depuis les épaules jufqu'aux poignets, en frottant fortement en tout fens: après quoi je recommençai les frictions de la maniere fuivante, toujours avec une once d'onguent. Le premier jour, depuis la plante des pieds jufqu'au-deffus du genou; le fecond, jufqu'aux aines; le troifieme, jufqu'au cou; le quatrieme, jufqu'aux poignets. Toutes ces frictions fe firent fucceffivement, fans qu'il parût aucun figne de flux de bouche, ni aucune autre évacuation sensible. Tant s'en faut, qu'au contraire le malade étoit gai & gaillard dans son lit, chantant & jouant de la guitare pendant tout le jour.

La chose étant en cet état, je pris le parti de donner une friction générale au malade, à la réserve de l'abdomen & de la poitrine, avec deux onces d'onguent : après quoi, voyant qu'il ne paroissoit rien, je laissai le malade dans les linges pendant trois semaines. Il fut parfaitement guéri, sans douleurs ni salivation. Le mercure ayant fait transpirer le virus vérolique, je fis baigner derechef le malade dans l'eau douce, pour le décrasser, avec de la pâte d'amandes; & quoique le mercure n'eût fait aucun effet sensible, cependant tous les symptômes véroliques que nous avions remarqués au commencement, disparurent, sans qu'il en restât le moindre vestige.

Par cet exemple & celui que nous allons rapporter, on voit la bizarrerie des effets du mercure. Trente grains de panacée, pris en trois jours, ont procuré au malade suivant une salivation de trois semaines, & douze onces d'onguent Napolitain, avec six onces de mercure, n'ont fait aucun effet sensible sur celui-ci, qui n'a pas laissé d'être aussi parfaitement guéri, que s'il avoit essuyé une salivation de trois semaines.

Observation II.

Vérole invétérée.

Au mois de Septembre 1723, un ancien Partisan, qui, dans sa jeunesse, n'avoit rien négligé pour se procurer tous les plaisirs que Vénus prodigue à ses adorateurs, ressentit dans sa vieillesse les effets d'une Déesse irritée contre ceux qui cessent de lui donner de l'encens.

Vers l'âge de soixante ans, son corps se trouva tout couvert d'ulceres véroliques. A peine en avoit-on guéri un, qu'il en paroissoit plusieurs autres auprès de la cicatrice du précédent. Il étoit attaqué de péripneumonies si fréquentes, qu'il m'avoua en avoir eu plus de trois douzaines, & dont je l'avois traité d'un bon nombre: ses enfans, quoique jeunes, sont incommodés, les uns de la vue, les autres de l'orthopnée, des écrouelles, &c.

Je ne voulus pas risquer les frictions mercurielles, à cause de son grand âge, aimant mieux tenter la voie la plus douce, qui est la panacée. Le malade fut saigné & purgé, prit des tisanes rafraîchissantes & des bains domestiques pendant quinze jours: je le repurgeai avec deux onces de pulpe de casse dans cinq onces d'eau vulnéraire simple; je fis appliquer sur les ulceres l'onguent basilicon, mêlé avec le mercure précipité rouge; ensuite je mis le malade à l'usage de la panacée mercurielle, de la maniere suivante.

Le premier jour je lui en fis prendre dix

grains le matin avec un peu de miel ; il fut purgé deux fois sur la fin du jour. Le second jour, je lui en donnai douze grains ; il fut purgé deux fois, de même que le jour précédent. Le troisieme jour, je lui en fis prendre quinze grains, en lui donnant pour toute nourriture des bouillons, de la panade & de la tisane : il ne fut pas purgé du tout.

Le quatrieme jour il en prit dix-huit grains, sans aucun effet apparent & sans aucun signe de salivation. Le cinquieme jour, il en prit vingt grains ; le sixieme & le septieme, vingt-quatre grains. Je continuai la même dose jusqu'au quatorzieme jour, que les signes de la salivation commencerent à paroître. Je discontinuai pour lors l'usage de la panacée, & je fis tenir mon malade bien chaudement pendant la salivation, qui fut très-copieuse, & qui dura dix-huit jours. A la fin je le fis purger ; ensuite je le mis à l'usage du lait de vache pendant un mois.

S'il ne fut pas guéri radicalement, du moins ses ulceres disparurent, & ses péripneumonies ne furent plus si fréquentes. Il est mort de vieillesse environ vingt ans après.

VERS.

OBSERVATIONS *de* M. MARQUET *sur les vers.*

OBSERVATION Iere.

Ver solitaire.

LE 18 Juillet 1734, je fus consulté par le nommé Boudot, Manœuvre, demeurant près la porte Saint-George de Nancy. Il se plaignoit de cardialgies, de langueurs, de foiblesses, de fievre lente, avec des picotemens dans l'estomac & dans différentes parties de l'abdomen, & il rendoit souvent par le bas de petits vers plats, de la longueur de sept ou huit lignes, sur deux ou trois de large, faits comme des semences de courges ; symptômes qui me firent croire que le malade étoit tourmenté du vers solitaire, d'autant plus que je n'en ai jamais vu aucun rendre des cucurbitains, qu'il n'ait ensuite mis bas le solitaire, ou en tout, ou en partie ; ce qui me détermina à faire prendre au consultant la potion purgative & contre vers suivante.

Prenez cinq onces d'infusion purgative & contre vers, dans laquelle on délayera une once & demie de manne, un gros de poudre à vers, un scrupule de jalap en poudre, & une once de syrop de fleurs de pêcher, pour une médecine, dont le malade fut très-bien purgé.

J'ordonnai ensuite les pilules suivantes. *Prenez racines de fougere mâle, feuilles de fenouil, de rhue, de tanaisie, semences de santoline mises en poudre, de chacune deux gros; éthiops minéral, un gros & demi; sel d'absynthe, un gros; résine de jalap, deux scrupules, avec une suffisante quantité de syrop d'absynthe: faites des pilules, dont le malade prendra le matin, de deux jours l'un, depuis deux scrupules jusqu'à un gros.*

L'usage de ce remede fit rendre par le bas quantité de vers cucurbitains & plusieurs aunes du solitaire.

Observation II.

Vers solitaire.

Le 2 Août 1726, le sieur Henri, Aubergiste, rue Saint-Dizier à Nancy, se plaignoit de fréquentes coliques d'estomac & de bas-ventre, particuliérement le matin lorsqu'il étoit à jeun, de nausées, de cardialgies, de foiblesses, disant qu'il rendoit de temps en temps par le bas de petits vers plats, de la longueur de l'ongle, ayant la figure de la semence d'une courge; ce sont ces vers que l'on appelle *cucurbitains*. C'est, selon toute apparence, de cette espece que s'engendre le vers solitaire. Ce qui me confirme dans ce sentiment, c'est que je n'ai jamais vu rendre le solitaire, que l'on n'ait rendu précédemment quelques cucurbitains. Quoi qu'il en soit, ayant averti le malade qu'il avoit le solitaire dans le corps, j'ordonnai les remedes suivans.

Prenez rhubarbe choisie, un demi-gros; semences de rhue, racines de fougere mâle, de chacune un scrupule; aquila alba, vingt grains; diagrede, dix grains: faites, avec une suffisante quantité de syrop magistral, un bol qui sera avalé le matin à jeun.

Le malade prit ce remede le lendemain matin, qui lui fit évacuer par le bas un vers plat, & de la longueur de cinq ou six aunes de Paris. Quelque temps après il réitéra le même remede, qui lui fit jeter un second vers solitaire de la longueur du bras. Ce dernier étoit entier : on y distinguoit la tête & la queue ; la tête étoit faite comme celle d'une vipere, & la queue se terminoit en pointe, comme celle d'un scorpion.

J'ai fait jeter, ajoute le Docteur Marquet, de petits vers solitaires à plus de quarante personnes de tout âge & de tout sexe, sans distinction.

OBSERVATION III.

Vers solitaire.

Le 6 Novembre 1744, la femme du nommé Pannetier, demeurant à la porte Saint-Jean, se plaignant de grandes douleurs d'estomac, sur-tout le matin, avec foiblesse & langueur, me fit prier de lui procurer du soulagement. La malade me déclara qu'elle rendoit de temps en temps de gros vers plats & courts, faits comme la semence d'une courge ou d'une citrouille. On appelle ces sortes de vers *cucurbitains*, à cause de leur ressemblance.

Ayant remarqué, par une longue expérience, que ceux qui rendoient ces sortes de vers cucurbitains, étoient sujets au solitaire, je conclus que le ver long ou solitaire étoit la cause prochaine ou immédiate des foiblesses, des langueurs & des douleurs d'estomac qui tourmentoient journellement la malade, notamment le matin, lorsqu'elle étoit à jeun : c'est pourquoi je lui fis prendre le remede suivant.

Prenez rhubarbe choisie en poudre, un demigros; semences de rhue, un scrupule; aquila alba, vingt grains : faites, avec une suffisante quantité de syrop de fleurs de pêcher, un bol qui sera pris le matin. Ce bol purgea plusieurs fois la malade, & lui fit rendre quelques vers cucurbitains : mais comme il falloit un plus puissant remede pour le solitaire que pour les cucurbitains, je lui ordonnai la potion purgative suivante.

Prenez rhubarbe choisie, un gros; semences contre-vers, séné mondé, de chacune deux gros; racines de fougere mâle, trois gros : faites infuser dans cinq onces d'eau de fontaine & dissoudre dans la colature, manne de Calabre, une once; poudre à vers, un demi-gros; tartre stibié, cinq grains : mêlez, & faites une potion qui sera prise le matin.

Cette médecine fit un si bon effet, qu'outre la quantité de bile que la malade vomit, elle jeta par le bas plus des trois quarts du solitaire, dont elle se trouva fort soulagée. Je lui fis prendre ensuite tous les mois, sur la fin de chaque lune, vingt-cinq grains d'éthiops minéral, incorporé avec un peu de pulpe de casse.

VERTIGES.

Consultation en forme de Lettre par M. Marquet.

UN chyle épais & dénué de sérosités, peut, Monsieur, produire un sang de la même nature; & par la difficulté qu'il trouve dans la circulation, il ne manquera pas de produire des foiblesses, des palpitations de cœur, des vertiges, & même quelquefois la syncope. Par la même raison, l'épaississement d'un ferment d'estomac trop âcre produira la constipation & l'épaississement général de toutes les humeurs qui en résultent: *Principia redolent naturam principiorum*. Cela supposé, nous devons reconnoître pour cause générale des vertiges, foiblesses, cardialgies, constipations de Madame de ***, un ferment produit par un suc pancréatique trop aigre, qui épaissit le sang & les autres humeurs du corps: ainsi la curation doit se borner à deux chefs; le premier, à évacuer les acides dominans; le second, à diviser & atténuer le sang, pour le rendre moins épais & en faciliter la circulation.

Quant au premier chef, on pourra évacuer le ferment aigre par le secours du vomitif: mais comme je sais que la malade est d'une constitution fort délicate, l'on divisera le remede en plusieurs prises, en délayant quatre ou cinq grains de tartre stibié dans une demi-chopine d'eau tiede, dont elle prendra un verre de demi-heure à autre, jusqu'à ce qu'elle puisse vomir facilement ; & dans chaque intervalle que laissera le vomissement, on lui donnera sept ou huit cuillerées de bouillon.

Quant au second chef, on rendra son sang plus fluide par l'usage des eaux thermales de Bourbonne, qu'elle continuera pendant neuf ou dix jours, & en prendra tous les matins une pinte à la maniere ordinaire. A Nancy, ce 8 Avril 1757.

ULCERES.

Observations de M. Marquet *sur les ulceres.*

Observation I.ere

Ulcere dans les reins.

Le 24 Mai 1717, la femme du sieur Humbert, Garde du Corps de S. A. R., me vint consulter sur sa maladie. Elle étoit âgée de dix-sept à dix-huit ans, & se plaignoit de douleurs profondes dans la région lombaire du côté gauche : elle avoit souvent des envies de dormir ; elle sentoit des cuissons en urinant ; ses urines étoient purulentes, quelquefois teintes de sang, & chargées d'une matiere qui se précipitoit au fond du vaisseau. Elle vomissoit, maigrissoit : son pouls étoit petit, fréquent ; ce qui dénotoit une fievre lente continue.

Comme toute matiere purulente, de quelque part qu'elle puisse provenir, indique un abcès ou un ulcere, & qu'étant mêlée avec les urines, elle ne peut venir que des reins ou de la vessie, la malade ne se plaignoit d'aucune douleur dans le bas-ventre ; au contraire elle souffroit beaucoup dans la région lombaire du côté gauche. Il s'ensuit donc que le pus que l'on a remarqué dans ses urines, venoit du rein gauche, partie où la malade sentoit la douleur. L'indication curative de cette maladie se réduisoit à appaiser l'inflammation, à déterger & consolider l'ulcere du rein.

Pour y parvenir, je commençai par faire saigner la malade du bras : le lendemain elle fut purgée avec la potion suivante.

Prenez pulpe de casse récemment extraite, deux onces : faites-la fondre dans cinq onces d'eau de pariétaire, pour une potion qui sera prise le matin. Après l'effet de cette médecine, je conseillai à la malade de prendre, pendant quinze jours, les demi-bains d'eau douce, dans lesquels elle resta trois quarts d'heure chaque fois ; en sortant du bain, on lui fit prendre le bouillon suivant, & on la mit dans son lit bien bassiné.

Prenez racines de grande consoude, de patience sauvage, de chacune une once ; feuilles de chicorée sauvage, de bourrache, d'aigremoine, de scolopendre, de chacune une demi-poignée ; quinze écrevisses de riviere pilées : faites, avec une demi-livre de veau, un bouillon qui sera continué tous les matins pendant quinze jours.

La quinzaine des bains & des bouillons étant passée, je prescrivis tous les matins à la malade neuf ou dix gouttes de baume du Pérou, & tous les soirs un gros de racines de squine, cuite dans un verre d'eau, avec autant de lait bouilli & un peu de sucre, & une once de syrop d'althéa. Je fis continuer ces remedes pendant six semaines; & par leur secours la malade se trouva parfaitement rétablie quelque temps après.

Observation II.

Ulcere à l'œil.

Le 20 Octobre 1750, un Domestique de M. le Comte de Pendré fut blessé à l'œil gauche d'un coup de fourchette sur la cornée, qui devint ulcérée, & dont il perdit la vue : la conjonctive devint rouge & enflammée dans toute son étendue. Le malade ayant été ainsi éborgné depuis environ quinze jours, me vint consulter pour le guérir.

Je lui prescrivis d'abord la saignée du bras, & ensuite le colyre suivant. *Prenez* eaux distillées de rose & de plantain, de chacune trois onces; tutie préparé, un demi-gros; vitriol blanc, quinze grains : mêlez le tout pour un colyre, dont on laissera tomber de temps en temps quelques gouttes dans l'œil ulcéré. Ces remedes ont entiérement rétabli la vue du malade dans l'espace de sept ou huit jours.

VOMIQUE.

Observations de M. Marquet *sur la vomique.*

Observation Iere.

Le premier Mai 1734, je fus appelé pour me transporter à Moulin, petit village distant de deux lieues de Nancy, pour avoir soin du rétablissement de la santé du sieur Etienne, Meûnier audit lieu, âgé de vingt-cinq ans, & incommodé, depuis quatorze mois, d'un dépôt de matiere purulente dans la substance des poumons.

Les symptômes de sa maladie étoient la toux seche, l'oppression de poitrine, la courte haleine, la maigreur, la fievre lente continue, avec redoublement ; ce qui dénotoit cette espece de maladie qu'on appelle *vomica* ; maladie qui ne pouvoit se guérir que par l'expectoration ou la résolution : mais en tentant la premiere voie, qui est la plus ordinaire, les remedes, secondés par la Nature, parvinrent à la seconde. Le malade fut d'abord saigné du bras, à la quantité de deux palettes de sang, afin de donner plus de liberté à la circulation, & d'empêcher le sang de fournir de la matiere à l'abcès : après quoi je le purgeai avec cinq onces de dissolution de casse récemment extraite. Après qu'il eut été suffisamment saigné

& purgé, j'allai chercher dans son jardin, qui me servoit de pharmacie, les herbes suivantes.

Je pris donc les feuilles de scabieuse, de pervenche, de lierre terrestre, d'*enula-campana*, de marrube blanc, de chacune une poignée, que je fis bouillir, pendant un quart d'heure, avec un gobelet d'eau de fontaine. Je pressai la décoction en exprimant bien le marc: j'ajoutai un peu de sucre, & fis prendre, tous les matins & soirs, un gobelet du suc de ces plantes vertes au malade.

Leur usage fit résoudre le dépôt si promptement, que trois semaines après le malade vint lui-même à Nancy, disant qu'après Dieu il tenoit de moi la vie.

Observation II.

Le 4 Janvier 1743, le nommé Bonnefond, Cloutier, me fit prier de le guérir d'un dépôt de matieres purulentes qui s'étoit formé sur sa poitrine. Il étoit fort oppressé, toussoit beaucoup, maigrissoit, & ne pouvoit dormir que sur un côté.

Pour procurer l'expectoration ou la résolution du dépôt, je fis prendre, matin & soir, au malade un demi-gros de baume de Leucatel, & par-dessus un gobelet de décoction de feuilles de scabieuse, en guise de thé. Ce seul remede fit cracher le malade, dégagea & détergea la poitrine, & lui rendit la santé.

CONSULTATION.

Extrait d'une Lettre écrite de Munster en haute Alsace, du 20 Novembre 1754.

Monsieur, je vous supplie très-instamment d'avoir la bonté de m'indiquer les remedes convenables à une maladie épidémique dont je suis travaillé depuis environ deux ans, & dont les accès sont des plus cruels. C'est le côté gauche qui est attaqué, & qui me travaille continuellement depuis l'omoplate jusqu'au-dessous des côtes devant & derriere le dos ; & ce travail produit une humeur extrêmement épaisse qui me cause des sifflemens dans la poitrine, lorsqu'elle est à une certaine quantité: elle m'ôte la respiration de telle sorte, que je ne puis respirer. C'est pour lors un travail extraordinaire dans ma poitrine ; & jusqu'à ce que cette matiere soit cuite, & que je l'expectore, je ne ferme pas l'œil ni jour ni nuit ; ces amas durent quelquefois trois ou quatre jours. Enfin, ayant expectoré, je suis assez tranquille, jusqu'à ce que cette matiere s'accumule à une autre certaine quantité. Il faut recommencer la même opération, & cela souvent de huit à huit jours, quelquefois plus, quelquefois moins. Je sens presque continuellement des humeurs qui coulent dans mon côté gauche : l'on diroit que ce sont des fusées; elles sortent sur tout d'un endroit qui est entre la quatrieme & la cinquieme côte en bas, & cet endroit me travaille continuellement. De plus, dans ces

attaques,

attaqués, il me sort des vents par la bouche comme des coups de pistolet, & qui sont très-fréquens. J'ai pris ce printemps & au mois de Septembre le lait d'ânesse, qui à la vérité m'a soulagé ; mais il ne m'a pas ôté la cause de mon mal.

RÉPONSE à l'exposé.

Monsieur, suivant l'exposé que vous m'avez fait de votre maladie, elle doit être caractérisée du nom de *vomica pulmonis*, compliquée avec l'asthme suffocant. Le *vomica* est un dépôt de matieres épaisses & purulentes contenues dans un kiste ou sac qui s'est fait depuis long-temps dans la propre substance du poumon. Cette matiere, épanchée hors des vaisseaux sanguins, comprime les vésicules & les bronches du poumon gauche, & cause, par sa compression, une grande difficulté de respirer, avec râlement. Les vents, dont Monsieur se trouve incommodé, viennent de la grande difficulté que l'air a de pénétrer dans les poumons, dont une partie, au lieu d'entrer dans la trachée-artere, passe par l'ésophage dans le ventricule, d'où procedent les renvois ou vapeurs. Ce n'est pas une maladie épidémique, comme Monsieur m'a marqué dans sa lettre, mais une maladie chronique, qui ne se guérit qu'avec le temps & la patience. Elle est la suite, ou d'un crachement de sang, ou d'une inflammation de poitrine, parce que le sang épanché dans la substance du poumon n'ayant pu être expectoré totalement ni résorbé dans les veines, au défaut d'une saignée ou de plusieurs faites à temps, s'est corrompu & converti en matieres purulentes, que le malade expectore de huitaine à autre : mais comme cette matiere est contenue dans une espece de poche, il en reste toujours une partie dans le sac, qui sert d'enveloppe à un nouveau ferment ; d'où il s'ensuit qu'il se remplit derechef pendant l'espace de neuf ou dix jours : ce qui incommode considérablement le malade, jusqu'à ce qu'il ait expectoré le tout par une vicissitude continuelle. Cette maladie ne peut se guérir que par le secours des remedes béchiques, des pectoraux, des sudorifiques, & des fondans. Ainsi, la premiere indication qui se présente, c'est de diviser & atténuer les humeurs épaisses pour en faciliter le mouvement, & pour faire résorber dans les veines la matiere chyleuse qui se dépose continuellement dans le kiste, tandis que les remedes béchiques procureront l'expectoration de la partie épaisse, qui ne pourra pas être résorbée. L'usage de l'opiat & des herbes pectorales suivantes peut remplir l'une & l'autre indication, après la saignée faite au bras.

Prenez sang de bouquetin, blanc de baleine, mâchoires de brochet, cloportes en poudre, poudre diatragante froid, de chacun trois gros ; antimoine diaphorétique, anti-hétique de Poterius, de chacun un gros, avec une suffisante quantité de syrop d'hyssope : faites un opiat. Le malade prendra, tous les matins & soirs, un gros de cet opiat dans du pain à chanter, & par-dessus il prendra un gobelet de la décoction des herbes suivantes.

Prenez racines de parelle, d'*enula campana*, de petasite, de squine, de chacune une once ;

PRATIQUE. 147

feuilles & sommités d'hyssope, de pervenche, de lierre terrestre, de marrube blanc, de scabieuse, de chacune une poignée; fleurs de pas-d'âne, une demi-poignée: mêlez le tout; coupez menu pour l'usage.

La dose est d'une pincée pour chaque gobelet d'eau en guise de thé, avec un peu de sucre ou de syrop d'*eresymum*. Le malade en continuera l'usage jusqu'à parfaite guérison.

Dans la saison convenable, il prendra par-dessus son opiat un gobelet du suc de scabieuse avec un peu de syrop. Il fera aussi usage de l'hydromel suivant.

Prenez trois pintes d'eau de fontaine, une demi-livre de miel: faites cuire & ôtez l'écume, pour un hydromel à prendre pour boisson ordinaire. On lui donnera aussi de temps en temps des bouillons de mou de veau avec le cœur.

Il se servira encore pour boisson ordinaire de la tisane faite avec les feuilles de scabieuse, les fleurs de pas-d'âne & la réglisse, aussi tôt après chaque expectoration, lorsque l'accès est passé & que le sac est vuide. Il est conseillé de respirer, autant que faire se pourra, la fumée de la fleur de soufre, que l'on jettera par pincée sur des charbons ardens; remede qui n'est pas à mépriser, si le malade peut le souffrir: mais comme il y avoit beaucoup de choses à désirer dans l'exposé envoyé par le malade, nous espérons qu'en nous mandant le succès des remedes, il nous fera savoir son âge & son tempérament, & les maladies auxquelles il a été autrefois sujet; s'il a les jambes enflées le soir, &c.

MÉMOIRE

Sur L'ILLECEBRA, ou PETITE JOUBARBE;

Par M. Marquet, *Doyen des Médecins de Nancy.*

Entre toutes les maladies ou infirmités qui affligent le corps humain, le cancer, le charbon & la gangrene sont des plus fâcheuses. Le cancer est le plus terrible de tous les maux ; il mene l'homme lentement au tombeau, en lui causant des douleurs qui lui font tous les jours souhaiter la mort. Le charbon, qui est le symptôme du pourpre & de la peste, est également dangereux ; mais il tue en moins de temps. Pour la gangrene, tout le monde sait qu'elle est l'avant-coureur de la mort.

Les remedes contre ces trois maladies ont été inconnus jusqu'à présent ; mais, grace à une longue expérience souvent réitérée, l'Exposant vient de faire la découverte d'un spécifique qui guérit absolument ces trois fléaux du genre humain. Ce spécifique est une plante basse & rampante, qui n'a presque été d'aucun usage en médecine jusqu'à présent. L'Emery, avec quelques Anciens, prétend qu'elle excite le vomissement, qu'elle convient dans les fievres intermittentes, qu'elle est propre pour affermir les dents, pour nettoyer les gencives, & pour le scorbut étant prise intérieurement. L'Emery ajoute qu'on l'emploie extérieurement pour résoudre les tumeurs dures & les loupes naissantes. On s'en sert si rarement, que les Medecins de Paris n'en ont fait aucune mention dans leur *codex*. Néanmoins, les vertus nouvellement découvertes de cette petite plante sont si efficaces & si souveraines, qu'il y a lieu d'espérer qu'elle épargnera dans la suite bien des amputations de bras & de jambes, de même que beaucoup d'autres opérations de chirurgie, & qu'elle sauvera la vie à bon nombre de malades & de blessés, sur-tout pendant la guerre.

Par l'analyse qui en a été faite, elle s'est trouvée contenir beaucoup de phlegme empreint d'un sel âcre, légérement caustique. C'est à raison de son sel, qu'elle déterge, qu'elle consolide, & qu'elle cicatrise les vieux ulceres fistuleux, si l'on fomente souvent les parties ulcérées, de sa décoction, mêlée avec un peu de miel. C'est aussi un doux escarotique qui fait détacher les chairs mortes dans le charbon, la gangrene, & le cancer ulcéré & récent. L'application de cette plante verte, pilée, guérit ces trois maladies, à moins que cette derniere ne soit trop invétérée, & qu'il ne s'y trouve une grande perte de substance. Tous ces faits sont d'expérience, & se justifient par les exemples suivans.

Tentative I.ère

Guérison d'une gangrene très-dangereuse.

Un jeune homme, âgé de dix-huit ans, ayant été attaqué d'un bubon à l'aine du côté gauche, & en même temps d'une fievre pourprée, plusieurs Chirurgiens furent appelés pour saigner le malade ; ce qu'ils firent de concert, suivant les regles de leur Art : mais comme la chaleur de la saison étoit alors excessive, ils ne purent empêcher la gangrene de se mettre de la partie ; gangrene qui fit en peu de temps un si grand progrès & qui parvint à un tel degré de corruption, qu'elle infectoit la chambre du malade & les appartemens qui étoient voisins. Cette circonstance obligea les Chirurgiens, qui la croyoient incurable, de l'abandonner. Cependant la mere du moribond, toujours attentive à chercher tous les moyens de procurer la guérison à son infortuné fils, me fit venir, & je l'entrepris de la maniere suivante.

Ayant fait ramasser trois ou quatre poignées de la plante en question, je la fis piler dans un mortier. Quand elle fut réduite en pâte, l'on y ajouta un demi-verre d'huile de lin, que l'on broya bien avec la plante, pour un cataplasme qui fut appliqué sur la partie gangrénée, & qu'on renouvela tous les matins & soirs. Je fis purger le malade de huitaine en huitaine, & je lui fis prendre chaque jour trois gobelets de tisane sudorifique & vingt grains de poudre de viperes. Pendant que ce cataplasme faisoit détacher les chairs mortes & cicatrisoit la plaie, la poudre de viperes & la tisane sudorifique opéroient par la voie de la transpiration: en même temps les remedes purgatifs procuroient par le bas l'évacuation des corpuscules gangrénés qui s'étoient mêlés avec le sang.

Je conviens que le malade fut obligé de faire usage de remedes pendant un mois entier, avant d'obtenir une guérison radicale; mais ensuite il eut la consolation de se voir parfaitement rétabli, après avoir été à deux doigts de la mort.

Tentative II.

Un Particulier, âgé de soixante-dix ans, portoit, depuis plusieurs années, une tumeur ou espece de galle dure, livide, plombée, de la largeur d'un de nos sous, sur l'aile droite du nez, sans avoir pu trouver de guérison depuis environ trois ans; au contraire, plus on y appliquoit de remedes, plus ce mal s'irritoit & s'enflammoit. Cependant le malade, quoique rebuté du mauvais succès des drogues qu'il avoit employées, ne laissa pas de se confier à moi.

Pour le guérir de ce cancer, je lui donnai le spécifique dont je viens de parler, & je l'engageai de l'appliquer tous les soirs sur la partie affligée, après l'avoir préparé comme il a été dit ci-dessus: mais le mal étant invétéré, l'on fut obligé de continuer l'usage du remede pendant quatre ou cinq mois, avant d'obtenir une parfaite guérison; après quoi le cancer disparut totalement, sans retour, n'ayant laissé à sa place qu'un petit creux semblable à ceux qui sont ordinairement la suite de la petite vérole.

TENTATIVE III.

Charbon.

Le charbon est une tumeur maligne, causée par la corruption du sang; il accompagne ordinairement la peste & les fievres pourprées: il se manifeste d'abord par une tumeur vive, rouge, bordée de phlictenes dans sa circonférence; ensuite il devient noir comme de la suie dans son centre, & cause au malade une douleur très-vive & brûlante. Il est si adhérent, qu'il ne peut se détacher, à cause qu'il paroît entrelassé par quantité de fibres semblables à des cheveux; en quoi il differe de la gangrene. Enfin, lorsque l'escarre se détache, il laisse l'os à découvert & à sec. J'ai guéri plusieurs malades attaqués du charbon, les uns à la cuisse, d'autres le long des vertebres du dos & des lombes, d'autres enfin aux pieds & aux talons, dont le tendon d'Achille étoit à découvert après la chute de l'escarre. De tous les remedes qui ont été employés pour guérir les tumeurs, il ne s'en est trouvé aucun plus efficace & plus sûr que ce spécifique.

Tenttive IV.

Guérison de la gangrene.

Un ancien Officier de la Garde de S. A. R. fut attaqué, à l'âge de soixante-quinze ans, d'une hydropisie de poitrine, & en même temps la jambe gauche du malade devint rouge, enflammée vers sa partie moyenne, à l'endroit du tibia, avec une douleur si violente, qu'il me déclara que dans toutes les blessures qu'il avoit reçues autrefois à l'armée, il n'avoit jamais souffert de douleurs si vives ni si cuisantes. Dès le second jour, la partie affligée devint noire, livide, plombée, dure & desséchée de la largeur de la main, & d'un rouge noirâtre dans toute sa circonférence. Ayant remarqué par tous ces symptômes une gangrene des mieux caractérisées, je fis d'abord détacher les chairs mortes avec les remedes usités : mais n'étant pas suffisans, je fus obligé, pour empêcher le progrès de la mortification & pour procurer la réunion des chairs, d'avoir recours à la plante *illecebra*, que je fis bouillir avec un peu d'eau & de miel, pour des cataplasmes que l'on appliquoit trois ou quatre fois le jour sur la jambe du malade, qui fut parfaitement guérie de cette gangrene peu de temps après.

Tentative V.

Guérison d'un cancer.

Il survint à un Bourgeois de Nancy, âgé

d'environ quarante ans, à la glande maxillaire, une tumeur dure, grosse comme un œuf de poule, ayant dans son centre une tache noire, de la largeur d'une piece de 12 sous, qui causoit au malade une douleur si vive & si cuisante, qu'elle ne lui laissoit aucun repos. Cette noirceur s'étendit peu à peu en tout sens : il se fit une cavité dans son milieu, & une espece de bourrelet renversé à sa circonférence, qui devenoit un véritable cancer ulcéré ; ce qui réduisit le malade & les personnes présentes dans une grande perplexité, sur-tout après avoir remarqué que la matiere qui couloit de l'ulcere étoit sanieuse & d'une très mauvaise odeur. Pour en arrêter le progrès, je conseillai d'appliquer sur la partie malade le spécifique en question, joint à quelques autres remedes internes & externes ; moyennant quoi le bourrelet & l'escarre se détacherent peu de temps après, & le malade fut parfaitement guéri.

TENTATIVE VI.

Guérison d'un ulcere dans l'hydropisie.

Selon Hippocrate, les ulceres des hydropiques sont très-difficiles à guérir. Cependant l'on en citera plusieurs qui ont guéri par le secours de ce spécifique. Le premier exemple est d'une femme qui fut attaquée, à l'âge de quarante-neuf ans, d'une hydropisie anasarque, & dont les pieds, les jambes & les cuisses étoient tellement enflées, qu'il se fit à la jambe droite une rupture de la peau, avec un écoulement

PRATIQUE. 155

confidérable. Pendant que je faifois prendre à la malade les remedes internes pour guérir l'hydropifie, je prefcrivis en même temps les externes avec le fuc de la petite joubarbe, dont on appliquoit le marc fur les parties ulcérées. Par ce moyen, elle fut parfaitement guérie, & de l'ulcere, & de l'hydropifie univerfelle.

TENTATIVE VII.

Un Particulier fut attaqué, à l'âge de foixante-dix ans, d'un œdeme éréfipelateux qui étoit fi confidérable, qu'il fe fit à la jambe droite un ulcere, d'où il s'écouloit beaucoup de férofités âcres, avec de grandes douleurs. Pendant que je faifois prendre au malade les remedes internes, en même temps, pour tarir l'ulcere, je fis appliquer fur le mal la plante dont il s'agit, après l'avoir pilée & broyée avec l'huile de lin. Par le fecours de ce remede, le malade, quoique fort âgé, fut guéri radicalement cinq ou fix femaines après, fans récidive.

TENTATIVE VIII.

Un jeune homme étant tombé dans le foupirail d'une cave, eut la peau emportée par un fer tranchant, qui laiffoit l'os à découvert depuis la jarretiere jufqu'à la partie inférieure & moyenne du tibia. Le malade fe fit panfer par un habile Chirurgien de Nancy, qui eut foin d'appliquer fur l'ulcere le digeftif avec le baume d'Arceus, afin de faire revivre les chairs,

Mais un mois entier s'étant écoulé sans aucun succès, ce jeune homme me fit prier de lui donner du secours. Alors le tibia étoit encore à découvert de la longueur d'environ quatre pouces. Je lui conseillai d'appliquer la plante en question, qui fit un si grand progrès, que les chairs se réunirent d'abord, & qu'il fut parfaitement guéri cinq ou six jours après.

TENTATIVE IX.

Guérison d'un cancer ulcéré.

Un autre Particulier, âgé de vingt-sept ans, me fit le détail d'une anchilose incurable dont il étoit incommodé dès l'enfance, & en même temps il me pria de le guérir d'un ulcere carcinomateux invétéré, situé sous la partie anchilosine, qui l'incommodoit depuis deux ans. Après l'avoir examiné, je fis appliquer mon spécifique sur la partie malade. Il fit un si prompt effet, que dans la huitaine l'ulcere se trouva parfaitement consolidé & guéri. Il est bon de remarquer que cet ulcere n'avoit pu se guérir auparavant par l'usage & l'application de quantité d'autres remedes que le malade avoit employés sans aucun succès pendant les deux années précédentes.

TENTATIVE X.

Un ancien Chanoine de la Primatiale de Nancy, âgé de quatre-vingt-cinq ans, se fit l'hiver dernier, en tombant sur la glace, une plaie considérable à la jambe gauche, sur laquelle il fit appliquer différens onguens & emplâtres sans aucun succès. Sa blessure enfin dégénéra en un ulcere de la largeur de trois travers de doigts : alors je fus consulté par ce Chanoine, qui croyoit son ulcere incurable, parce qu'il étoit situé sur la crête du tibia. Je lui conseillai d'appliquer la plante en question, après l'avoir pilée, à laquelle je fis mêler un peu de miel. Ce remede eut tant de succès, que, dans l'espace de quatre ou cinq jours, le malade fut parfaitement guéri.

Les exemples précédens nous ont fait voir que cette plante guérit les plaies, les ulceres, & les autres tumeurs externes les plus dangereuses, sans le secours des opérations de la chirurgie. Les exemples suivans nous démontreront que le même spécifique n'est pas moins efficace pour les plaies & ulceres fistuleux internes, que pour les externes.

TENTATIVE XI.

Guérison d'un ulcere de cause interne.

Un homme de considération, âgé de quatre-vingt-trois ans, dont la jambe commençoit à s'ulcérer, sans aucune cause manifeste que son grand âge, a été parfaitement guéri avec la même plante. Son certificat motivé est joint à la piece académique déposée au Secrétariat de l'Académie Royale de Nancy.

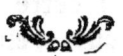

Tentative XII.

Guérison radicale d'un ulcere fistuleux.

Un Bourgeois de Nancy, âgé d'environ cinquante ans, fut attaqué, à la suite d'une longue maladie, d'un dépôt ou ulcere fistuleux, qui s'étoit fixé dans le lombe droit, sur le muscle psoas. Après l'ouverture qui en fut faite, & après en avoir fait tirer dix à douze palettes de pus, il s'écouloit continuellement une matiere purulente, que l'on ne pouvoit tarir depuis treize ans, à cause des sinuosités des clapiers & de la profondeur de l'ulcere, que l'on croyoit incurable. Cependant je parvins à procurer au malade une guérison radicale, par l'usage du suc de la plante spécifique, dont je fis faire des injections trois ou quatre fois le jour dans l'intérieur de l'ulcere. La guérison fut si constante, que depuis ce temps le malade n'en a ressenti aucune incommodité, de son propre aveu.

Tentative XIII.

Guérison d'un cancer occulte.

La femme d'un Charpentier de Nancy, étant dans sa quarante-septieme année & dans son temps critique, me vint consulter sur une tumeur dure, livide, plombée, raboteuse, de la grosseur du poing : cette tumeur avoit en sa circonférence plusieurs veines noirâtres, provenant d'un sang âcre, épais, cancereux, qui, n'ayant pu être filtré ni évacué par les glandes de la matrice dans le temps ordinaire, s'étoit arrêté dans le sein de la malade du côté droit, & en avoit tellement gonflé les glandes, qu'elles étoient devenues carcinomateuses. Pour faire dissoudre cette tumeur cancereuse, je prescrivis à la malade un opiat fondant, & en même temps je fis appliquer le spécifique sur la partie affligée. Quelques mois après, la tumeur s'étant ramollie, la matiere se dégagea par les voies utérines, de maniere qu'il ne paroît plus au sein de la malade aucun vestige qui puisse faire soupçonner qu'elle a été autrefois attaquée d'un cancer occulte.

TENTATIVE XIV.

Guérison d'un abcès fistuleux.

Une Dame de qualité, jeune & belle, aussitôt après avoir prodigué ses faveurs, reçut pour sa récompense un bubon vénérien dont elle se trouva malheureusement infectée. Elle se confia à un habile Chirurgien, qui la traita suivant la méthode ordinaire, & la pansa pendant deux années entieres, avant qu'elle pût obtenir sa guérison. Enfin elle se crut hors d'affaire : mais deux ou trois ans après son abcès s'étant renouvelé, elle me pria de lui donner du secours. A la premiere visite, je remarquai à l'aine, du côté gauche, un abcès fistuleux, dont l'ouverture, fort étroite, rendoit de la matiere purulente & jaunâtre.

Pour premiere opération, je commençai par faire dilater l'ouverture avec l'éponge préparée, afin de faire évacuer plus facilement le pus qui y étoit contenu; ensuite je fis faire des injections avec l'eau distillée de la plante *illecebra*, après y avoir ajouté un peu de miel rosat; je fis réitérer ces injections trois ou quatre fois le jour. Cette eau distillée est un excellent remede dans ces occasions, de même que dans les gonorrhées simples & sur la fin des gonorrhées virulentes. C'est un doux caustique qui déterge & qui corrode insensiblement le kiste, en faisant détacher les chairs baveuses; qui enleve les escarres & qui fait dans peu de temps cicatriser les ulceres fistuleux. Pendant l'usage de ces injections, je fis prendre à la malade trois grands gobelets chaque jour de tisane sudorifique, &, de quatre jours l'un, vingt-cinq grains d'æthiops minéral, incorporé avec un peu de miel, en y mêlant de temps en temps un demi-scrupule de scammonée, afin de le rendre purgatif. Son abcès s'étant consolidé par le secours de ces remedes, elle obtint une parfaite guérison dans la quinzaine.

Si les Médecins de toutes les Provinces du Royaume se donnoient la peine de choisir chacun une plante différente, pour en chercher les vertus & les propriétés par l'usage & par l'expérience, il est certain que la Médecine feroit plus de progrès en dix ans pour la guérison des malades, qu'elle n'en a fait par le passé pendant plusieurs siecles.

Vertus

Vertus de la petite joubarbe ou illecebra.

La petite joubarbe, appelée par les Botanistes *sedum minus acre, flore luteo*, J. Bauh. 3. p. 269, & Tourn. 262, *illecebra*, N. l'Emery, *semper vivum minus vermiculatum acre*. Pin. 363, est detersive, résolutive, astringente, propre pour arrêter les hémorrhagies, les dyssenteries, les crachemens, pissemens & pertes de sang, les fleurs blanches des femmes, les gonorrhées simples & virulentes, & les pollutions nocturnes. Le suc ou la chair distillée de cette plante étant pris intérieurement à la quantité d'un demi-verre jusqu'à un verre entier, après y avoir délayé un peu de miel pour l'adoucir, guérit ces maladies, si l'on en continue l'usage pendant un temps suffisant.

Cette plante étant appliquée extérieurement en forme de cataplasme, est propre pour résoudre les tumeurs dures, scrophuleuses, & les vieux ulceres chancreux, fistuleux, en répercutant, par sa stipticité, l'humeur sanieuse & purulente, & en la faisant reforber dans la circulation, d'où elle se dépose ordinairement sur l'estomac. De là, étant aidée par l'âcreté naturelle de la plante, elle s'évacue par le vomissement, de même qu'il arrive dans les accès de la néphrétique, lorsque l'urine se trouve interceptée dans les reins & qu'elle reflue dans la circulation. J'ai vu guérir par ce moyen plusieurs malades désespérés, attaqués de tumeurs chancreuses, scrophuleuses, que l'on croyoit incurables, & qui, contre toute attente, ont été tirés d'affaire par cette voie, c'est-à-dire, par la métastase ou le transport & déplacement d'humeurs.

M. Mariette, de l'Académie des Sciences, sur la fin de son savant Discours de la végétation des plantes, page 175, conseille aux Savans de ne point se borner à ce que les observations & les expériences de plusieurs siecles nous ont fait découvrir sur les propriétés des plantes : c'est par leur moyen que nous connoissons les plantes venimeuses & la force de leur poison, & que nous savons faire le choix de celles qui sont de bons alimens, d'avec celles qui nous rafraîchissent, qui sont diurétiques, qui purgent, &c. Pour faire donc quelque chose d'utile au Public, continue cet Auteur, il faut vérifier, par plusieurs nouvelles expériences, ce que les Anciens & les Modernes ont dit ou écrit touchant les propriétés des plantes, soit de chacune en particulier, soit de plusieurs jointes ensemble. Par ce moyen, on pourra s'assurer de la bonté des médicamens ; & pour faire de notables progrès dans la Médecine, il faudroit que les Princes & les Républiques fissent proposer & donnassent des récompenses très-considérables à ceux qui découvriroient quelques plantes particulieres, ou le mélange de quelques-unes, qui fussent propres à la guérison de certaines maladies, pourvu qu'ils les fissent connoître par des expériences suffisantes ; c'est-à-dire, que si ce remede guérissoit en peu de temps les deux tiers ou les trois quarts d'un grand nombre de malades, il seroit réputé bon, & ils recevroient la récompense, en instruisant le Public de la maniere de le préparer & de l'appliquer.

Je crois, ajoute ce savant Académicien, que c'est l'unique moyen d'établir quelque certitude dans la connoissance des vertus particulieres des plantes, & qu'on ne peut, par aucune autre méthode ou par aucun raisonnement, les découvrir; qu'il est même dangereux de s'appuyer sur de foibles conjectures dans ces matieres.

La petite joubarbe croît sans culture aux lieux pierreux, sablonneux, & sur les vieilles murailles; ses tiges sont longues de deux ou trois travers de doigt, grêles, menues, rampantes, rougeâtres vers le bas, garnies de petites feuilles oblongues, charnues & pleines de suc, de couleur verte, tirant sur le jaune pendant les chaleurs de l'été, d'un goût âcre, brûlant, & d'une odeur herbeuse; ses sommités se divisent en plusieurs petits rameaux soutenant des fleurs jaunes, composées chacune de cinq feuilles disposées en rose, avec un calice divisé aussi en cinq parties. Il sort du centre de chaque fleur plusieurs petits filets ou étamines très-déliées, & quatre ou cinq pistils qui se changent dans la suite en une capsule renfermant des semences menues; ses racines sont petites, jaunâtres, garnies de fibres. Cette plante fleurit pendant tout l'été. Quand la fleur se passe, la plante se desseche & se réduit à rien; mais enfin elle renaît de sa racine comme de ses propres cendres, & conserve sa verdure pendant tout l'hiver, comme si la Nature avoit prévu qu'elle seroit nécessaire en tout temps,

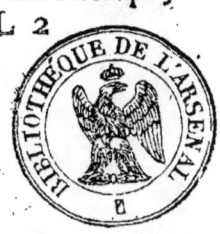

à cause de ses grandes vertus & propriétés. Elle se multiplie aussi de graines, & pullule à l'infini, puisque ses tiges & ses brins de rameaux, hachés & coupés menus, jetés négligemment sur le sable, sur les rochers, & sur les vieilles murailles, reprennent racines & produisent autant de nouvelles plantes, qu'il se trouve de feuilles détachées & d'extrémités de tiges.

ILLECEBRA.

Guérisons notables faites avec la plante illecebra *& la racine d'aristoloche ronde; par M.* DORON, *Médecin à Saint Diez.*

GUÉRISON Iere.

Une fille de dix-huit ans, dans le village de Vissemboch, avoit à la partie intérieure de la jambe droite un ulcere chancreux depuis trois ans. Elle fut purgée avec suffisante quantité de pilules mercurielles. Je lui fis prendre pendant trois jours deux verres le matin, à deux heures de distance l'un de l'autre, & un troisieme après midi, d'une légere eau de boule, pour lui exciter les regles qu'elle n'avoit pas encore; ce qui réussit à souhait: ensuite je lui fis boire, dans la même dose & à la même heure, du petit lait de vache, dans chaque gobelet duquel on ajoutoit une demi-cuillerée de fumeterre & un peu de suc de cresson de fontaine. Ce régime fut continué pendant un mois, ayant soin de faire laver, cinq ou six fois le jour, la plaie ulcérée &

chancreuse avec une légere décoction de la plante *illecebra* & d'aristoloche ronde, adoucie avec un peu de miel rosat. Cinq semaines après le commencement de la cure, l'ulcere chancreux fut radicalement guéri : ce qui arriva au mois de Juillet de l'année 1753. *Signé*, DORON, Médecin.

GUÉRISON II.

J'essayai la même chose le 8 Janvier 1754 sur une fille du même âge, & qui n'avoit pas eu ses regles. Je les lui procurai par le remede ci-dessus rapporté. Cette fille avoit à l'orteil du pied gauche un ulcere chancreux bien caractérisé, lequel lui avoit rongé la moitié de ce doigt horizontalement. Les Chirurgiens disoient qu'il n'y avoit de remede à espérer que par l'amputation du pouce. Cependant, au bout d'un mois, l'ulcere fut bien nettoyé ; les chairs naissoient chaque jour : mais le pere de cette fille, impatient d'une cure trop tardive selon lui, lava cet ulcere cinq ou six fois par jour avec de l'eau-forte, qui fit tomber un reste de l'ongle qui tenoit à la racine, & qui dans quinze jours détruisit heureusement l'ulcere & rendit l'orteil bien sain : ainsi l'eau-forte acheva la cure. Ce qui fut cause que la décoction ne l'acheva pas, c'est que la malade étoit obligée d'aller tous les dimanches, à travers les neiges, entendre la messe à une lieue de chez elle : le dimanche détruisoit ce que les jours de la semaine avoient pu faire ; l'eau-forte triompha de la neige & du mal. Cependant je n'en ai pas osé faire l'expérience en pareil cas.

Guérison III.

Un homme de la campagne, pour s'être fait rentrer une galle, au moyen d'une graisse que lui vendit un Charlatan, en eut une fievre continue. Ayant été appelé pour le soulager le premier Mai 1754, j'employai la méthode que je jugeai la plus convenable, & que je crois inutile de répéter ici, comme peu essentielle au sujet principal. Au cinquieme jour, la fievre fut calmée; mais il se forma à la jambe un dépôt d'humeurs qui, étant tombé en suppuration, donna environ une pinte de pus sanguinolent. L'ouverture étoit si petite, qu'elle donnoit à peine entrée à une aiguille à tricoter dont je me servis pour en sonder la profondeur, que je trouvai être de quatre travers de doigt. Je conseillai au malade d'injecter avec une petite seringue, cinq ou six fois par jour, une légere décoction faite avec parties égales de la plante *illecebra* & d'aristoloche ronde. Cette décoction étoit adoucie avec un peu de miel rosat. Au bout de quatre jours seulement il fut guéri: l'ouverture étoit fermée, & le malade n'avoit plus aucun sentiment de douleur; on ne voyoit même plus aucune marque de dépôt.

Surpris d'une si prompte guérison, & craignant que l'humeur ne fût repompée dans la masse du sang, & que, par une funeste métastase, elle ne cachât une maladie plus dangereuse que la premiere, je fis purger le malade, & lui ordonnai pour boisson une légere décoction de saffafras & de bouillon blanc, avec un peu de réglisse. Au bout de cinq jours, il se forma un abcès à la mamelle gauche, qui fut guéri dans trois jours : mais, craignant toujours quelque fâcheux événement, je fis encore purger le malade, & user pour boisson de la décoction de saffafras, de bouillon blanc, & de réglisse. Cette précaution n'empêcha pas la formation d'un troisieme abcès plus considérable que le premier à la bouche, mais qui fut, avec un pareil secours, guéri radicalement dans six jours.

Guérison IV.

Une fille d'un village à une lieue de Nancy, eut le malheur de se blesser au-dessous de la malléole interne du pied droit contre une branche de fourche qui étoit cachée dans du foin. Son pied devint prodigieusement enflé, ensuite noir, dit-elle, comme de l'encre ; après quoi il se forma des ulceres qui, gagnant plus par le haut que par le bas, lui dévoroient la jambe. Comme il y a des Chirurgiens qui, s'embarrassant peu de chercher des remedes qui ne soient pas effrayans, sont aussi prêts à amputer sans pitié un bras ou une jambe, qu'un Jardinier à couper une branche qu'il croit inutile dans un arbre ; ils l'assurerent qu'il n'y avoit point de guérison à espérer qu'en lui coupant la jambe, pour sauver le reste du corps. Cependant elle ne pouvoit se résoudre à la funeste opération qu'on lui proposoit.

Comme je passai par son village, le 22 Août 1753, elle me consulta : je la consolai, en lui annonçant que je la guérirois sans mettre en œuvre l'effrayante amputation. Sa confiance fut d'autant plus grande, que je lui dis que, touché de compassion pour son indigence & pour son accident, je ne lui demanderois rien, ni pour mes soins, ni pour mes remedes. On est bien écouté quand on promet de guérir, & sur-tout de guérir *gratis*.

Je commençai par faire purger la malade; après quoi je lui fis prendre trois ou quatre tasses par jour d'une légere décoction de sassafras, coupée avec du lait de vache. Sa nourriture étoit de la soupe au lait, des œufs frais; elle n'en pouvoit point avoir d'autre. De temps en temps, pour lui procurer un sommeil capable d'adoucir la masse des humeurs, je lui faisois prendre en trois doses une once de syrop de diacode dans deux onces de chardon bénit. Je faisois bassiner cinq ou six fois par jour l'endroit ulcéré & chancreux avec la décoction de petite joubarbe & d'aristoloche ronde, par parties égales, dont la colature étoit corrigée & adoucie avec un peu de miel rosat. Au bout de six semaines, l'ulcere détergé, les chairs régénérées mirent la malade en état de se servir de sa jambe, non pas avec autant de facilité, il est vrai, qu'auparavant, parce que les parties réunies, cicatrisées & bridées, en doivent nécessairement diminuer la flexibilité.

GUÉRISON V.

Un homme, âgé d'environ cinquante ans,

revenu des bains de Plombieres, où il avoit bu, à ce qu'il croyoit, des eaux trop chaudes, eut dans la bouche un grand nombre de petits boutons qui dégénérerent en ulceres : quatre de ſes dents tomberent cariées, les autres vacilloient. Je lui fis prendre le matin, à deux heures de diſtance l'un de l'autre, deux verres de la tiſane ſuivante, un bouillon entre chaque verre, & un troiſieme à trois heures après midi.

Prenez de la moelle de caſſe & de tamarin, de chacune deux onces ; ſéné mondé, deux gros ; rhubarbe choiſie, légérement concaſſée, deux gros ; ſel végétal & matrice de perles, de chacune un demi-gros ; le ſuc d'un citron, une pincée d'herbes carminatives, de la régliſſe, ſuffiſante quantité : faites cuire le tout dans une ſuffiſante quantité d'eau : dans une pinte de la colature, délayez trois onces de manne de Calabre ; exprimez le tout ſelon l'art.

Après que le malade eut fini cette douce purgation, qui, avec l'avantage de nettoyer les premieres voies ſans tumulte, uniſſoit en même temps celui de tempérer l'ardeur du ſang, d'en émouſſer l'âcreté & de le balſamiſer ; je lui fis gargariſer la bouche cinq ou ſix fois par jour, pendant trois ſemaines, avec une légere décoction d'ariſtoloche ronde & le ſuc d'*illecebra*, parties égales, y délayant, pour l'adoucir, un peu de miel en forme de correctif. La bouche ſe nettoya, les ulceres ſe deſſécherent, les dents ſe raffermirent.

MÉDECINE

LETTRE de M. D'ARBOIS, Chirurgien à Réthel, à M. MARQUET, sur l'usage de la plante Illecebra.

Je n'aurois peut-être encore, Monsieur, aucune connoissance de votre Mémoire sur l'utilité de la plante *illecebra*, annoncée dans le Journal de Luxembourg du mois de Septembre dernier, si mon fils ne m'avoit appris ce qui en étoit, par une copie qu'il m'a envoyée des différentes tentatives y exposées. C'est en conséquence que j'ai fait l'expérience de ce spécifique sur un Particulier de cette Ville, nommé Jean-Baptiste Mizeral, âgé d'environ cinquante ans, lequel, par une chute arrivée il y a six ans, s'étoit fait une blessure assez légere sur la partie moyenne du tibia de la jambe droite. S'étant contenté d'appliquer sur cette blessure un peu d'eau-de-vie ; après quoi l'ayant négligée, il s'y étoit formé une croûte qui a occasionné un petit dépôt, avec suppuration. Il s'est servi pour cela, pendant long-temps, des onguens, des emplâtres que différentes personnes lui ont donnés; ce qui lui a occasionné un grand ulcere, avec une enflure considérable de toute sa jambe : de là, d'autres ulceres sont encore survenus, par les inflammations & les dépôts réitérés ; de façon que sa jambe, depuis environ trois travers de doigt au-dessous du genou jusqu'aux malléoles, n'étoit qu'un ulcere, qui en formoit néanmoins cinq ou six, par les gros bords relevés, de la largeur & de l'épaisseur au moins du doigt, qui les séparoient. Il y avoit de plus une enflure édémateuse très-considérable, non seulement de la jambe qui étoit au moins trois fois plus grosse qu'à l'ordinaire, mais encore accompagnée, du même côté droit, d'une grosseur comme le poing, tant à l'aine que dessous l'aisselle ; ce qui annonçoit pleinement les scrophules & le cancer ulcéré.

Les choses en cet état, le malade ayant été saigné & purgé le 26 Novembre 1754, je lui ai fait appliquer pour la premiere fois, sur toute la jambe malade, un grand & épais cataplasme du spécifique, bien pilé avec le miel ; ce qui lui a occasionné universellement après une évacuation très-considérable du haut & du bas pendant l'espace de six heures consécutives : mais l'eau tiede qu'il prenoit de temps en temps l'a beaucoup aidé & soulagé. Le second appareil, appliqué de même, au bout de vingt-quatre heures a encore fait le même effet, mais seulement pendant quatre heures de temps : le vomissement a cessé tout a fait le dixieme jour, & cependant le malade a encore ressenti, pendant plus d'un mois, une espece de stupeur & accablement involontaire de toutes les parties du corps.

Revenons sur l'effet des pansemens. Vers le dix-huitieme ou le vingtieme jour, on a commencé à voir les grosseurs de l'aine & de l'aisselle dissipées, la jambe considérablement diminuée, les bords des ulceres & des chairs, par une louable & copieuse suppuration, se détacher & prendre un bon train, ensuite les chairs vives & bien grainées : insensiblement on les vit former une bonne cicatrice. Dans l'espace des deux premiers mois, à compter dudit jour 26 Novembre 1754, toute la jambe a été bien guérie, cicatrisée, excepté la largeur d'un liard sur la partie moyennne du tibia (ce qui est l'endroit de la blessure), qui n'a pu acquérir qu'au cinquieme mois une cicatrice parfaite. Le malade, qui se porte très-bien & qui travaille à présent, a exactement suivi & exécuté le régime que je lui ai prescrit pendant tout le cours de ses pansemens, pendant lequel temps il a été purgé & saigné six fois en différens intervalles. Je ne puis, Monsieur, qu'admirer votre découverte, pour les propriétés & les effets opérés par cette divine plante. Du moins j'ai l'honneur de vous faire un rapport fidele d'une guérison que je n'avois pas lieu d'espérer de tous les autres remedes ordinaires: l'amputation même de la jambe n'auroit pas eu grand succès; vu les circonstances de complication dans la maladie, il auroit été téméraire de l'entreprendre.

NOUVELLE MÉTHODE
FACILE ET CURIEUSE,

Pour connoître le pouls par la musique; par M. MARQUET.

PRÉFACE.

LE cœur tient le même rang & fait les mêmes fonctions dans l'homme, que le balancier dans une montre ou dans une horloge; les veines & les arteres tiennent lieu de roues, & les nerfs font les cordages qui font agir la machine hydraulique. Tant & si long-temps que le mouvement du cœur & des arteres est réglé, le corps de l'homme reste dans une santé parfaite : mais dès que ce mouvement se dérange par quelque accident, la santé se trouve altérée par une infinité de maladies. C'est pour reconnoître ce dérangement, que l'on a inventé le toucher du pouls, qui est une science absolument nécessaire aux Médecins & aux Chirurgiens; science qui a quelque chose de divin, puisqu'elle nous apprend, non seulement ce qui se passe en nous, mais qu'elle nous instruit aussi de l'avenir.

Deux motifs m'ont engagé à composer ce petit Traité : le premier, c'est qu'ayant été attaqué de palpitations de cœur, j'ai eu tout le loisir d'examiner sérieusement sur moi-même les différens dérangemens & intermissions du pouls : le second, c'est pour faire part au Public de la nouvelle méthode d'apprendre à connoître le pouls par les notes ou caracteres de musique.

Mais il me semble déjà entendre dire par certains critiques, que c'est une chose bizarre d'apprendre à connoître le pouls par la musique. On peut leur répondre qu'il n'y a pas plus de bizarrerie à peindre le pouls avec des notes, qu'il y en a à peindre les sons de musique avec les mêmes notes; à peindre les nombres avec les chiffres, & enfin à peindre les paroles avec les lettres de l'alphabet. D'ailleurs, je n'ai pas été le premier à faire le parallele des cadences de la musique avec le mouvement du pouls ; Avicensa, Savonarola, Fernel & plusieurs autres Savans Médecins de l'antiquité l'ont proposé avant moi, sans néanmoins le mettre à exécution. Cependant, l'Auteur des *Observations curieuses sur toutes les parties de la Physique*, convient trop bien ici pour ne pas le rapporter : c'est ainsi qu'il parle, tome 3, page 273 : « Comme il
» y a des mouvemens & des accords dans le
» sang & dans les autres humeurs, il ne faut
» pas s'étonner si la symphonie peut quelque
» chose sur notre corps pour la santé. Le Médecin Hermophylle rapportoit le battement
» du pouls à de certaines mesures, comme les
» Poëtes rapportent leurs vers à certains pieds;
» & l'on peut dire que la connoissance du pouls,

» du battement des arteres, qui est une des
» plus belles & des plus nécessaires parties de
» la Médecine, dépend, en quelque façon, de
» la connoissance des divers tons de musique.
» On a remarqué que ceux qui sont accoutu-
» més à toucher le luth ou d'autres instrumens,
» ayant le tact plus délicat & plus sûr, jugent
» mieux du pouls des malades ou des per-
» sonnes passionnées, que les autres qui n'ont
» pas cette habitude ». *Mélanges d'Histoire &*
de Littérature, par Vigneul de Marleville, tome I,
page 189.

Les observations & les expériences, souvent réitérées, que j'ai faites pendant trente-cinq ans d'exercice en médecine, m'ont fourni des sujets plus que suffisans pour examiner les différens mouvemens qui surviennent au cœur & aux arteres dans chaque maladie : mais je me suis restreint à ceux qui m'ont paru les plus assurés. Je ne prétends point écrire ici un Traité complet, mais un simple Essai, qui, dans tous ses chefs, ne fait qu'ouvrir les voies à de plus amples expériences.

Enfin, je suis persuadé qu'un peu d'application à ces notes & vingt-quatre heures d'étude feront plus de progrès dans la connoissance du pouls, que la lecture de plusieurs mois des anciens Auteurs qui en ont traité *ex professo*.

ARTICLE Ier.

Du battement du cœur & des arteres en général.

Le pouls est un battement du cœur & des

arteres, par le secours duquel le sang circule du centre à la circonférence du corps, & de la circonférence au centre. Le premier mouvement qui survient au cœur du fœtus, produit le battement, qui continue jusqu'à la mort: par conséquent le cœur est le premier vivant & le dernier mourant.

Le battement du cœur & des arteres est alternatif; il se trouve systole & diastole : la systole est la contraction du cœur & des arteres, & la diastole, leur dilatation. Dans le même instant que le cœur se contracte, les arteres se dilatent pour recevoir le sang & le porter aux extrémités du corps, & pour être ensuite reporté au cœur par les veines.

On objectera sans doute que si ces mouvemens étoient alternatifs, le cœur & les arteres devroient battre alternativement : l'expérience nous fait voir le contraire ; car si d'une main on touche le pouls, & que l'on applique l'autre sur la région du cœur, on remarquera que les battemens & les intermissions arriveront au cœur & au pouls dans le même instant.

On convient que les battemens du cœur & du pouls se font dans le même instant, mais d'une maniere tout opposée. On sent le battement des arteres dans leur dilatation, & le battement du cœur se fait sentir dans sa contraction, parce que le cœur, en se resserrant, rapproche sa pointe de sa base, se gonfle, se grossit dans son milieu, & frappe intérieurement la partie gauche de la poitrine ; ce qui fait le battement dans la systole du cœur : au contraire, dans la diastole, en éloignant sa pointe

de

de sa base; il éloigne aussi sa partie moyenne des côtes, & ne fait aucun battement; par conséquent l'on doit sentir le battement du cœur & des arteres dans le même instant. Le cœur fait les deux mouvemens de systole & de diastole presque dans le même temps. Ce qui nous confirme dans ce sentiment, c'est que si l'on est couché tranquillement sur le côté gauche, l'on entend ces deux mouvemens qui se suivent de fort près, le cœur n'ayant pas si-tôt fait son battement dans la contraction, en poussant le sang avec impétuosité dans les arteres, qu'il se dilate, & reste en cet état de repos pendant l'intervalle d'une pulsation à l'autre. La raison est, qu'il faut plus de temps pour recevoir dans les ventricules le sang qui est reporté des extrémités du corps par les veines, & qu'il circule plus lentement que celui des arteres.

Quoique le cœur soit un muscle gros & charnu, & qu'en le comprimant il pousse le sang avec une grande force dans les arteres, cependant elles ont leurs fibres circulaires, par le secours desquelles, en se contractant, elles le renvoient dans les veines; sans quoi l'on ne sentiroit pas plus de mouvement dans les arteres que l'on n'en sent dans les veines.

Ce mouvement perpétuel, depuis la naissance jusqu'à la mort, est entretenu par l'inspiration & l'expiration. Dès le premier instant que le fœtus commence à respirer, le sang est porté du cœur aux extrémités, & des extrémités au cœur, en continuant de la même maniere jusqu'au dernier moment de la vie.

Tome III. M

qui finit ordinairement par l'expiration. Si le sang est bien conditionné, & qu'il y ait un parfait équilibre entre les liquides & les solides, le pouls sera naturel & tempéré; il battra également, & aura la même force & le même intervalle de temps dans toutes les pulsations; au contraire, si le sang pêche en quantité ou en qualité, & que les parties solides ne soient pas proportionnées avec les liquides, le pouls deviendra non naturel.

Si les vaisseaux sanguins sont trop pleins, ou que le sang soit raréfié dans les veines & les arteres, le pouls sera grand ou plein. Si au contraire, après quelques évacuations ou maladies, le sang se trouve ou condensé ou en trop petite quantité, le pouls sera petit ou vuide.

Si, après de grandes fatigues, des jeûnes, des abstinences, le sang circule foiblement dans une personne grasse, les dilatations du cœur seront nécessairement foibles & profondes, par conséquent le pouls sera profond. Le contraire arrivera, si un sujet maigre & cacochyme prend plus de nourriture qu'il ne convient; son estomac ne pouvant les digérer qu'à demi, le chyle, mal digéré, se mêlant avec le sang, lui causera une effervescence qui rendra le pouls superficiel.

S'il se trouve quelque digue ou embarras dans les visceres, ou que le sang soit échauffé & raréfié, les arteres du corps occuperont plus d'espace par leur dilatation & gonflement; elles ne peuvent occuper plus d'espace qu'à l'ordinaire en se dilatant, qu'il ne s'y fasse une tension, qui sera plus forte à proportion que la dilatation des arteres sera considérable; d'où résulte le pouls tendu ou élevé; que si la circulation étant libre, le sang est imprégné de trop de sérosités, il relâchera les arteres par son humidité; d'où s'ensuivra la mollesse du pouls.

S'il se mêle insensiblement dans le sang un ferment aigre ou hétérogene, il y restera pendant un certain temps, jusqu'à ce qu'il soit en suffisante quantité pour fermenter. Il augmente pour lors son mouvement, & se raréfie, d'où il s'ensuit que le pouls est plein, vîte, ou plus ou moins élevé, suivant la force, la quantité & la qualité du ferment. Si ce ferment se trouve en petite quantité, le pouls sera médiocrement vîte & élevé, & la fievre légere: mais si le ferment est plus actif, la fievre sera plus forte, & le pouls plus vîte & plus élevé. Si les matieres fiévreuses s'accumulent de plus en plus, soit faute de secours, soit par un mauvais régime, le sang fermentera considérablement, & la fievre sera très-grande; ce qu'on connoîtra aux pulsations élevées & très-fréquentes. Enfin, si, par la longueur de la maladie, la masse du sang vient à se corrompre & se dissoudre totalement, la circulation en sera très-précipitée, par conséquent le pouls sera très-petit, très-vîte & profond. Je suppose une personne bien conditionnée, dans une situation naturelle, mais sédentaire, menant une vie oisive, sans exercice; le sang, à défaut du mouvement musculaire, circulera lentement. Si le sujet sédentaire est vieux, le sang, à cause de son épaississement, sera encore plus lent dans sa circulation. S'il est sédentaire & décrépit, & d'un tempérament pituiteux ou mélancolique, dans un temps d'hiver, les pulsations seront extrêmement rares & lentes, par rapport à l'inaction du mouvement musculaire, à l'épaississement du sang, ou au défaut de parties volatiles, qui sont noyées dans la partie séreuse.

Mais auparavant de parler des différentes especes de pouls composés, irréguliers & intermittens, qui sont en grand nombre, & qui ne peuvent reconnoître pour cause conjointe de la grande variété du mouvement du cœur & des différens caracteres du sang, que la désunion de ses principes, il sera nécessaire de découvrir la véritable cause du mouvement perpétuel du cœur. Les uns l'attribuent aux esprits volatils, les autres aux esprits animaux, joints à la copule explosive du sang; quelques-uns la mettent dans le sang même, d'autres dans un certain ferment qui séjourne dans les ventricules du cœur. Ces hypotheses n'ayant aucune solidité, nous laisserons tous les systêmes à part, & nous établirons le mouvement du poumon respectivement à celui du cœur, pour la cause prochaine de la circulation du sang, du battement du cœur, & des arteres. Le poumon a (de même que le cœur) son mouvement perpétuel; il a sa systole & sa diastole : il y a une si grande sympathie entre ces deux visceres, que la respiration est absolument nécessaire au mouvement du cœur, & que, sans elle, la circulation du sang cesseroit avec la vie. Il est vrai que le mouvement du cœur & des poumons n'est pas alternatif, puisque le cœur fait environ quatre pulsations dans l'intervalle d'une respiration à l'autre; mais il faut comparer les poumons à un soufflet double, dont l'air sort continuellement, quoique le soufflet ait ses deux mouvemens alternatifs. Pareillement l'air contenu dans les vésicules pulmonaires pousse continuellement les veines du poumon, &, par sa compression, oblige le sang à retourner dans l'oreille gauche du cœur, & de là dans le ventricule du même côté. Les mouvemens du cœur & des poumons sont dans une espece d'équilibre, & sont tellement dépendans, que l'un des deux cessant, l'autre ne sauroit subsister. Cependant les différentes qualités du sang contribuent aux différens mouvemens du cœur & des arteres, comme nous l'avons fait voir ci-devant.

S'il se trouve dans le sang des bulles d'air, il ne manquera pas de gonfler ses vaisseaux en les dilatant; & lorsque ces bulles seront en quantité dans quelque partie du sang qui circule, & qu'elles passeront par les ventricules du cœur, sa dilatation ne sera pas si forte qu'à l'ordinaire, & par conséquent la contraction sera très-petite & imperceptible. Or, le mouvement des arteres dépendant de celui du cœur, la dilatation des arteres sera aussi imperceptible de temps en temps; ce que l'on appelle pouls intercadant ou éclipsé.

Que si le sang est si épais, qu'il s'arrête dans les extrémités des capillaires, il y produira des stases, des concrétions, des obstructions & des polypes. Or, les stases, les concrétions, les obstructions & les polypes ne sauroient s'en-

M 3

gendrer dans les visceres, sans y causer la compression des vaisseaux sanguins qui les avoisinent, & par conséquent un dérangement dans la circulation; d'où s'ensuivra l'inégalité du pouls.

Si les principes du sang sont tellement dégagés & désunis, qu'ils soient sans consistance, les parties séreuses, sulfureuses, globuleuses & salines étant séparées les unes des autres, tous ces différens principes causeront différens mouvemens au cœur & aux arteres. La partie séreuse causera un pouls petit, foible & tardif; la sulfureuse produira un pouls grand & véhément; la globuleuse, un pouls fréquent, & la saline produira un pouls intermittent; d'où résultera cette espece de pouls qu'on appelle convulsif.

Cette disposition du sang arrive après les grandes évacuations, les longues débauches, dans l'hydropisie de poitrine & la décrépitude, &c.

Article II.

De la maniere de toucher le pouls aux malades.

Le mouvement des arteres dépendant de celui du cœur, il est certain que l'un ne peut se faire sans l'autre: il suffira donc, pour reconnoître le mouvement de l'un & de l'autre, de toucher les arteres sur les poignets, où elles sont les plus apparentes: ainsi le pouls en général est la dilatation & contraction du cœur & des arteres pour la distribution du sang dans toutes les parties du corps. Le Médecin, en entrant chez le malade, ne doit être ni empreſſé ni précipité à lui tâter le pouls, mais il faut auparavant lui faire pluſieurs queſtions, afin de laiſſer le temps ſuffiſant pour repoſer les eſprits de celui à qui on doit prendre le pouls. Il faut que le malade ſoit aſſis ou couché ſur ſon dos, & non ſur les côtés, qu'il ſoit en repos, qu'il ne parle & ne s'agite pas, que la main du Médecin ne ſoit ni trop chaude ni trop froide; car, en ce dernier cas, l'artere ſe concentreroit, & le Médecin ne manqueroit pas d'être trompé dans ſon jugement; qu'il poſe modérément avec les doigts *index*, *medius* & annullaire, & qu'il compte environ trente pulſations à chaque bras, avant de porter ſon jugement. La méthode ordinaire eſt de toucher le pouls aux arteres du poignet, comme il a été dit ci-deſſus; mais lorſqu'elles ſont trop concentrées, on le peut toucher aux temporales, aux carotides, & aux crurales.

ARTICLE III.

Des notes ou caracteres repréſentant le pouls.

Le pouls réglé ou naturel eſt déſigné par une note noire poſée entre les deux lignes parallèles après chaque cadence, qui ſont marquées par des lignes perpendiculaires, ſemblables à celles qui ſervent à diviſer les meſures dans la Muſique. La note blanche marque le pouls grand, la croche, le pouls petit, & la double croche liée, le pouls vermiculaire. Si la note eſt poſée au-deſſous de la premiere ligne, elle signifie un pouls concentré; sur la premiere ligne, un pouls profond; entre les deux lignes, un pouls naturel; sur la seconde, un pouls élevé, & au-dessus de la seconde ligne, un pouls superficiel. Les cinq espaces qui sont entre les cinq barres de chaque cadence, cotées 1, 2, 3, 4, 5, signifient les cinq temps que l'on remarque entre chaque pulsation, ou d'un battement à l'autre. Si l'on compte plus ou moins de ces espaces entre chaque battement, le pouls sera irrégulier ou inégal en mouvement. Si la note n'est pas posée entre ces deux lignes paralleles, il sera non naturel en sa force, de même que si elle est blanche, ou croche, ou double croche.

Ce sont-là les regles par lesquelles on peut acquérir très-facilement une connoissance qui a été si long-temps imparfaite; regles que les notes de Musique ne doivent pas faire mépriser, puisqu'on n'a pu encore trouver de méthode plus sûre pour imprimer fortement les idées des pulsations dont on veut donner la connoissance, que celle qui les fait entrer dans la mémoire par les signes les plus évidens qu'elles puissent exposer aux yeux. Ce n'est pas qu'il ne reste beaucoup à faire pour perfectionner cette méthode; cependant l'on montrera clairement au doigt & à l'œil toutes les différences de pouls naturels & non naturels, simples & composés; mais il seroit nécessaire que celui qui veut s'instruire de ces principes, ait au moins quelque légere teinture de Musique, afin qu'en battant la mesure réglée, il s'accoutume à connoître au juste la cadence du pouls, en la comparant à celle de la Musique. Le pouls se divise en deux especes générales ; savoir, en naturel & en non naturel.

ARTICLE IV.

Du pouls naturel.

Le pouls naturel, réglé & tempéré, est celui qui a la même force, la même cadence ou le même intervalle, & qui a cinq temps entre chaque battement ou pulsation. Il égale ordinairement la cadence du menuet en mouvement ; il imite aussi la seconde d'une pendule bien réglée, lorsqu'il est tranquille & tempéré : il fait soixante pulsations ou environ, & parcourt soixante cadences de menuet dans une minute, & trois mille six cents dans l'espace d'une heure. Cependant il y a certains sujets d'un tempérament vif & bilieux, dont le pouls, quoique naturel, augmente en vîtesse d'un degré, ou d'un temps dans chaque pulsation ; d'autres au contraire, d'un tempérament pituiteux ou mélancolique, dont le sang est si épais & si lent à circuler, que l'on peut compter, sur-tout le matin, jusqu'à six temps entre chaque battement. Ainsi le Médecin doit faire attention au tempérament de chaque sujet ; d'où il faut conclure que, quoiqu'il y ait quelques variétés entre ces sortes de pouls, cependant ils sont censés naturels s'ils continuent le même mouvement.

Quelques Médecins admettent dans le pouls réglé d'une personne bien disposée quatre battemens entre chaque respiration réglée. S'il va au delà, il est fréquent & trop vîte : s'il n'en a que trois, il sera trop lent : mais cette regle est vague & peu sûre. Si en touchant un pouls tranquille & tempéré, l'on observe le mouvement d'une montre à trois aiguilles, le pouls égalera, par son mouvement, celle qui montre les secondes, & fera soixante pulsations ou environ dans une minute.

Que si en chantant ou jouant un menuet sur quelque instrument, l'on touche un pouls tempéré, il en battra la mesure.

Les notes noires qui sont posées entre les deux lignes paralleles, signifient le battemens d'un pouls naturel, réglé en force & en mouvement : les longues lignes perpendiculaires sont, comme nous l'avons déjà dit, autant de cadences ou de mesures, & les cinq espaces séparés sont les cinq temps ou intervalles dont nous avons déjà fait mention.

Toutes les especes de pouls qui approchent le plus de celui qui est le naturel, sont censées les meilleures : plus elles s'en éloignent, soit en force ou en mouvement, plus elles sont mauvaises. Ainsi, par la comparaison qu'on en fera avec les suivantes, l'on connoîtra facilement la force & le mouvement du pouls, de quelle nature qu'il puisse être.

ARTICLE V.

Du pouls des enfans.

Le pouls des enfans tient la marche de celui des adultes, c'est-à-dire, qu'il va plus vîte d'un tiers ; & si un pouls naturel bat soixante fois dans une minute, celui des enfans battra quatre-vingt fois ; mais il se ralentit à proportion qu'ils grandissent, jusqu'à ce qu'ils aient atteint l'âge de puberté : alors il ne bat plus que soixante fois, ou environ, dans l'espace d'une minute, & continue de même jusqu'à la vieillesse ; mais dès l'âge de soixante ans, il se ralentit de plus en plus, à proportion que le sang s'épaissit & devient rapide. On s'apperçoit même de temps en temps de son inégalité & de quelques intermissions.

ARTICLE VI.

Du pouls non naturel.

Le pouls non naturel est celui qui diffère du premier en force ou en mouvement, & souvent en tous les deux : il est simple ou composé. Le simple se divise en grand & petit, égal & inégal, profond & superficiel, dur & mou, &c. Le composé se subdivise à l'infini.

ARTICLE VII.

Du pouls grand & plein.

Le pouls grand & plein, qui est le même

se découvre facilement au toucher; il remplit les doigts de celui qui le touche; il bat également & fortement: il marque plénitude d'humeurs; il menace d'hémorrhagie, de pleuréſie, de péripneumonie, de crachement de ſang, de flux hémorrhoïdal, de perte de ſang aux femmes, &c. Il ne diffère du naturel que par la plénitude & la tenſion de l'artere. Il eſt déſigné par des notes blanches poſées entre les deux lignes paralleles. Il peut être compliqué avec le dur, le lent, le vîte, le véhément & le ſuperficiel.

ARTICLE VIII.

Du pouls petit ou vuide.

Le pouls petit ou vuide eſt la ſeconde eſpece de pouls non naturel; il bat foiblement & également; il eſt oppoſé au grand: il dénote foibleſſe, langueur, cachexie, épuiſement, diſpoſition aux fievres lentes, coction ou digeſtion des alimens tirant ſur l'aigre, ſueurs involontaires, épanchement de bile, &c. Il eſt marqué par des croches entre deux lignes paralleles; & quoiqu'il ne s'éloigne que fort peu du premier, nous en ferons la ſeconde eſpece de pouls non naturel. Le pouls petit eſt ſouvent compliqué avec le mou, le lent, le fréquent, le profond & le ſuperficiel.

ARTICLE IX.

Du pouls profond.

Le pouls profond eſt celui qui ne ſe découvre

qu'en chargeant ou preſſant un peu fort ſur l'artere. Il indique foibleſſes, cardialgies, langueurs, coliques, chagrins, leucophlegmaties, refroidiſſemens, ſurpriſes, &c. Il eſt marqué par une note noire poſée ſur la premiere ligne parallele : il eſt naturel en mouvement, & non en force. Il peut être compliqué avec le grand, le petit, le lent, le fréquent & le mou.

ARTICLE X.

Du pouls ſuperficiel.

Le pouls ſuperficiel eſt oppoſé au profond : il ſe connoît en touchant légérement l'artere, & ſe trouve dans les gens maigres, qui ſont ſujets à l'aſthme, ou à la courte haleine, ou à la phthyſie. Il eſt déſigné par une note noire poſée au-deſſus de la ſeconde ligne. Il va le même mouvement que le premier : cependant il n'eſt pas naturel. Le pouls ſuperficiel ou élevé peut être compliqué avec le grand, le petit, le dur, le lent, & le vîte ou fréquent.

ARTICLE XI.

Du pouls dur, ou tendu, ou élevé.

Le pouls dur n'eſt preſque jamais ſans fievre : il eſt cauſé par une trop grande tenſion de l'artere. Il dénote ſéchereſſe, pléthore, raréfaction dans les humeurs ; on le remarque dans les fievres malignes compliquées, dans la pleuréſie, dans la coqueluche, dans l'empieme, dans le vomica, ou abcès des poumons, dans le squirre, dans le cancer, le charbon, dans la manie, la phrénésie & les inflammations. Il est marqué par une note blanche posée sur la deuxieme ligne parallele. Il va à trois temps, quelquefois à quatre : il surpasse le pouls naturel en force & en mouvement ; en force, parce qu'il est plus dur, plus tendu & plus élevé ; en mouvement, parce qu'il va plus vîte de deux cinquiemes que le naturel. Ce dernier parcourt trois mille six cents pulsations ou cadences de menuet dans une heure, & le pouls tendu en parcourt six mille dans ce même espace de temps. Il peut être joint avec le grand, le lent, le vîte, le plein, le véhément & le superficiel.

ARTICLE XII.

Du pouls mou.

Le pouls mou est opposé au dur ; il ne résiste que médiocrement au toucher ; il est produit par un relâchement : il dénote épuisement, abondance de pituite, leucophlegmatie, œdeme, perte de mémoire, asthme ou courte haleine, épaississement du sang. Il se marque par une croche pointue posée entre les deux lignes. Le pouls mou peut être accompagné du petit, du vîte, du lent ou du tardif.

ARTICLE XIII.

Des différentes especes de pouls fiévreux.

La fievre se connoît par la vîtesse ou fréquence du pouls. Plus le pouls va vîte, & plus la fievre est grande. Les pouls fiévreux en général peuvent être compliqués avec le grand, le petit, le véhément, le dur, le profond & le superficiel.

ARTICLE XIV.

Du pouls vîte à quatre temps.

Le pouls vîte à quatre temps est celui qui marque une fievre modérée au premier degré. Il est désigné par une note noire pointue, posée entre les deux lignes paralleles, & va plus vîte d'un cinquieme que le naturel.

ARTICLE XV.

Du pouls vîte ou fréquent à trois temps.

La seconde espece de pouls fréquent est celui qui ne contient que trois temps d'une pulsation à l'autre : il est toujours élevé, & marque une fievre au second degré. Ce pouls est désigné par une note blanche placée entre les deux lignes paralleles. Il va plus vîte de deux temps que le naturel. Il renferme cent pulsations dans chaque minute, tandis que le naturel n'en contient que soixante.

Article XVI.

Du pouls vîte à deux temps.

La troisieme espece de pouls vîte ou fréquent est celui qui ne laisse que deux temps entre chaque pulsation. Il désigne la fievre au troisieme degré, par conséquent très-considérable. Il dénote grande soif, douleur de tête & chaleur d'entrailles. Il va plus vîte de trois degrés que le naturel. Il est aussi marqué par une note noire située sur la seconde ligne parallele. Ce pouls va très-vîte; il bat cent cinquante coups dans chaque minute, qui doivent faire neuf mille coups par heure.

Article XVII.

Du pouls à un temps.

C'est celui dont les battemens sont si fréquens, qu'ils ne laissent aucun intervalle entre chaque pulsation : ce pouls est toujours mortel. Il est marqué par des notes doubles croches, posées sur la premiere ligne. Il est très-petit & très-fréquent, il va cent trois pulsations dans l'espace d'une minute, qui font dix-huit mille battemens par heure. Le dérangement est si considérable dans la circulation, que le malade court à la mort en poste, sans aucune espérance de guérison.

Article XIX.

ARTICLE XVIII.
Du pouls lent.

Le pouls non naturel trop lent est celui qui a six temps ou davantage entre chaque pulsation. Plus il s'éloigne du naturel, plus il est dangereux. Il est opposé au fréquent, quand il n'a que six temps. Il est l'indice du refroidissement, ou de quelque chagrin renfermé: il est toujours profond, & marqué par des notes blanches sur la premiere ligne. Il est plus lent de dix pulsations par chaque minute que le naturel.

Celui qui a sept temps, huit temps, & même davantage entre chaque pulsation, dénote des obstructions & un épaississement du sang: il conduit à l'apoplexie, à la léthargie, au catharre, & à l'affection hypocondriaque. Il est, de même que les suivans, marqué par des notes blanches posées sur la premiere ligne.

J'ai vu des vieillards de cent ans & plus, auxquels j'ai remarqué dix à douze temps entre chaque pulsation de leur pouls; signe évident d'un sang extrêmement épais ou coaguleux, ralenti dans sa circulation rapide, & dénué de volatil; mais ces mêmes vieillards sont morts en très-peu de temps de maladies soporeuses.

De tous ces pouls simples, naturels & non naturels dont nous avons traité jusqu'à présent, il en résulte des composés à l'infini, que l'on appelle en général intermittens, intercadens ou intercurrens.

ARTICLE XIX.

Du pouls intermittent en général.

Le pouls intermittent est celui qui varie, qui change de mesure & de compas, & qui se concentre de temps en temps. Il est toujours d'un mauvais pronostic : il vient d'épaississement, de stases, d'obstructions, d'engorgement, de polypes, d'empyemes, d'hydropisies de poitrine, de crainte, de joie, de colere, de vers, de grandes évacuations, de fatigue, de vieillesse, de pléthore, d'ivrognerie ou crapule, & de cacochimie, &c. Il est ordinairemens le précurseur des grandes palpitations de cœur. Les principales especes du pouls intermittent ou inégal sont celles qui suivent.

ARTICLE XX.

Du pouls éclipsé ou intercadent.

C'est celui de tous les pouls intermittens qui approche le plus du naturel : il bat réguliérement pendant dix, vingt, & quelquefois trente pulsations, plus ou moins ; puis il se concentre sans se faire sentir au tact ; ensuite il frappe fortement & brusquement : de là il continue son train à l'ordinaire, jusqu'à ce qu'il s'éclipse une seconde fois & une troisieme. J'ai remarqué cette espece de pouls dans bien des sujets qui n'étoient incommodés que de vapeurs fréquentes; ce qui fait croire qu'il est causé par des ventofités ou bulles d'air qui circulent avec le fang; & lorfqu'elles paffent dans le cœur, ce vifcere ne peut fe dilater que foiblement; par conféquent la fyftole du cœur & la diaftole des arteres font imperceptibles & comme fupprimées. J'ai remarqué auffi que les plongeurs de mer étoient fort fujets à avoir le pouls éclipfé, parce qu'en retenant long-temps leur refpiration, il fe mêle dans le fang quelques particules d'air qui, fe trouvant fort comprimées dans le poumon, paffent à travers les tuniques de fes ventricules, & pénetrent dans les vaiffeaux fanguins. Ce pouls eft marqué par une note noire entre les deux lignes parallelles: elle manque aux lieux où le pouls s'éclipfe; elle eft fuivie par une blanche pofée fur la feconde ligne, qui eft la marque d'une pulfation élevée; vous y trouverez neuf intermiffions. La note blanche eft pofée fur la feconde ligne, parce que le fang, qui ne peut être porté au cœur dans la pulfation fupprimée, fe trouve en plus grande quantité dans la fuivante; par conféquent, après chaque intermiffion, le cœur & le pouls doivent battre fortement & brufquement.

ARTICLE XXI.

Du pouls inégal.

La feconde efpece de pouls inégal & intermittent qui approche le plus du naturel, eft celui dont les pulfations font égales, à la réferve de quelques-unes qui font un peu trop précipitées.

Article XXII.

Du pouls inégal & intercurrent.

La troisieme espece de pouls inégal & intercurrent n'a point de regles : tantôt il disparoît, tantôt il est fort, tantôt il est foible, quelquefois il va vîte, & d'autres fois lentement.

Article XXIII.

Du pouls caprisant.

Le pouls caprisant est parfois tardif, puis il s'arrête, ensuite il va vîte & court la poste. Il est très-irrégulier en force & en mouvement; il imite la marche des chevres, qui frappent deux ou trois fois la terre en sautant; il est toujours d'un fort mauvais augure : il se rencontre dans les fievres malignes, il est aussi la suite des grandes évacuations.

Article XXIV.

Du pouls convulsif.

Il est fort élevé & tendu, parfois grand, ensuite concentré. Si l'on met la main sur la région du cœur, l'on sentira ce viscere faire des bonds & des mouvemens si grands & si violens, & parfois si précipités, qu'il semble que ce soit quelque bête qui fasse des efforts pour sortir de la poitrine du malade ; son battement se fait quelquefois entendre à cinq ou six pas éloignés. J'ai remarqué ce pouls dans l'empyeme, dans l'hydropisie de poitrine, & sur la fin des grandes palpitations de cœur.

Tous les pouls intermittens sont convulsifs; mais ce dernier l'est par excellence. J'ai souvent fait faire l'opération de la paracenthese à des hydropiques dont le pouls étoit furieux & convulsif; mais à proportion que les eaux s'évacuoient, leur pouls retournoit dans son état naturel pendant l'opération.

Article XXV.

Du pouls double.

Cette espece de pouls est si rare, que je ne l'ai remarqué qu'une seule fois pendant trente-cinq ans de pratique, à un vieillard qui mourut vingt-quatre heures après d'une léthargie. Je l'examinai sérieusement & à plusieurs reprises; je trouvai que ce pouls, qu'on appelle double ou recurrent, battoit véritablement deux coups à chaque pulsation, & dans le même instant on prétend qu'il rétrograde, à cause des embarras qui se sont formés dans les extrémités des arteres capillaires, semblables à deux cordes qui s'entrechoquent dans un étang ou dans une riviere. Le pouls double est d'un fâcheux pronostic; il conduit son malade à la syncope & à la mort. Il est marqué par deux notes blanches posées, tantôt sur la premiere ligne, & tantôt entre les deux lignes paralleles.

Article XXVI.

Du pouls tremblant.

On le remarque dans les accès épileptiques, dans les frissons des fievres intermittentes, dans la décrépitude, dans la crapule & dans les tremblemens de cœur.

Article XXVII.

Du pouls défaillant ou concentré.

C'est celui qui, en se concentrant, s'affoiblit jusqu'à ce que le sujet soit tombé en syncope.

Article XXVIII.

Du pouls vermiculaire.

Il y a peu de différence entre le pouls défaillant & le vermiculaire. Ce dernier imite le mouvement d'un ver qui rampe sur la terre: il est tel dans les fievres malignes, vermineuses, & la peste.

Article XXIX.

Du pouls fourmillant.

Le pouls fourmillant est si petit, qu'il imite la marche des fourmis lorsqu'elles vont en troupes. On le remarque aux agonisans.

ARTICLE XXX.

Du pouls supprimé.

C'est celui qui est imperceptible au toucher. Je le remarquai en 1745 à un ancien Officier au service de France, âgé de soixante-quinze ans. Cette suppression de pouls étoit la suite d'un vomissement violent & d'une grande évacuation. Il fut supprimé ou éteint l'espace de deux fois vingt-quatre heures. Cependant le malade étoit en pleine connoissance, mais d'une grande foiblesse ; ce qui n'empêcha pas son rétablissement peu de jours après par le secours des cordiaux & des restaurans.

Les pouls que l'on appelle raboteux, ondés, résonnans, arrondis, longs, courts, pétillans, enflés, évaporés, suffoqués, solides ou massifs, dissipés, à queue de souris, sont tous imaginaires.

QUESTION DE MÉDECINE,

TIRÉE DE LA SYNDOTIQUE.

Peut-on connoître le pouls par la musique ?

I

PERSONNE n'a pu douter, jusqu'à présent, que la musique ne fût d'un grand secours, non seulement pour conserver la santé, mais aussi pour guérir les infirmités : elle convient à tous les âges, elle est de toutes les conditions. Au milieu d'un tumulte elle impose silence, elle égaye la solitude, elle réjouit les hommes, dissipe les nuages qui souvent éclipsent leurs esprits, éloigne les soins rongeurs : c'est elle qui est l'ame de toutes les fêtes; elle en bannit la tristesse & les ennuis. C'est la raison pour laquelle les Anciens révéroient Apollon, non seulement comme le Dieu de la Musique, mais aussi comme celui de la Médecine. Elle métamorphose la tristesse dans la joie, la crainte dans la confiance, le désespoir dans l'espérance, la férocité enfin dans la clémence; elle seule désarme les plus intrépides & les plus orgueilleux. Au milieu des adversités, elle peut nous conserver la tranquillité de l'esprit & la sérénité du visage : elle est l'ornement des jeunes gens, &

adoucit souvent en eux les douleurs cuisantes de l'amour ; elle est d'un puissant secours dans nos peines & dans nos fatigues : aussi voyons-nous des ouvriers s'animer, pour ainsi dire, au travail par des chansons ; ce sont les rames dont ils font usage pour voguer dans cette mer orageuse : dans les batailles, elle efface même jusqu'au souvenir de la mort ; c'est elle qui exhorte les soldats & qui allume en eux la fureur martiale. Le cheval frémit & s'anime avec courage au combat, lorsqu'il entend le son des trompettes ; les animaux les plus féroces, lorsqu'ils ressentent quelques mouvemens de douceur & de plaisir, ont une espece de chant qui leur est propre, & l'on ne connoît la barbarie des peuples, que par le mépris qu'ils font de la musique.

De tout ce que nous venons de dire, nous pouvons conclure évidemment l'utilité de la musique pour la santé : elle nous procure la joie ; mais nous savons aussi que la joie est amie de la santé, & en est la compagne inséparable ; car, dans une personne gaie, le corps se fortifie, les fibres se meuvent facilement, la chaleur est toujours tempérée, la digestion se fait sans peine, le cœur ne reçoit pas plutôt le sang des veines, qu'il le repousse avec force dans les arteres, & ensuite dans la plupart des vaisseaux ; de là les secrétions des humeurs, une transpiration libre, une circulation de la lymphe & des esprits animaux, enfin un teint fleuri, & par conséquent la santé.

La musique n'est pas seulement nécessaire à la santé, mais elle est encore souvent utile dans la cure de nos maladies : le tarentisme nous en servira de preuves convaincantes ; ce n'est que par la musique qu'on peut parvenir à la guérison de cette maladie. Les tarentules sont des especes d'araignées qui, semblables à des abeilles, piquent l'épiderme & y distillent un venin pestilentiel. Au même instant, la peau se roidit, elle s'enfle avec douleur ; le cœur languit, le pouls s'affoiblit, les actions vitales & animales diminuent, & cessent presque enfin de faire leurs fonctions ; les membres s'engourdissent, les yeux s'obscurcissent, l'esprit est plongé dans un état affreux de mélancolie & de tristesse ; nul autre antidote à cette maladie que la musique. Elle ne se fait pas plutôt entendre, qu'à l'instant le malade commence à s'agiter ; ses membres se dégourdissent, il crie, il chante, il danse, il saute pendant deux ou trois heures, suivant le temps que dure la musique : vous le mettez ensuite dans un lit préparé, où il sue abondamment. La sueur dissipée, vous recourez de nouveau à la symphonie ; pour lors le malade recommence ses chants, ses sauts & ses danses, & bientôt après il se trouve parfaitement guéri. Cependant il faut observer de varier la musique suivant les différentes tarentules & les divers tempéramens. Cette maladie nous suffit pour prouver l'utilité de la musique dans la médecine. Il est inutile de rapporter ici la guérison de plusieurs femmes italiennes, attaquées des pâles couleurs, que la seule musique a pu opérer. Je ne dirai pas encore comment ce fameux Musicien & ce Maître de Chœur de la ville d'Alet ont pu être guéris, par la musique, du délire & de la fievre maligne. On sait que le Roi Saül n'étoit délivré de ses affections mélancoliques que par la guitare de David. Nous pourrions citer une infinité d'exemples qui nous démontrent l'efficacité de la musique pour la médecine : mais, hélas ! sa principale propriété a été ignorée jusqu'à présent, & elle le seroit encore, si le Docteur Marquet ne nous l'avoit fait connoître par des observations plusieurs fois réitérées. On n'a rien dit de certain jusqu'à présent sur la connoissance du pouls ; j'en atteste Borel, qui est le seul qui a parlé pertinemment sur cet objet. Les différentes variations du pouls ont été inconnues jusqu'à ces temps éloignés ; mais notre Médecin lorrain nous les apprend par une méthode facile & curieuse, tirée des notes de la musique ; & par ce diagnostic, il prédit les différens degrés de santé & de maladie. Il a donc établi ingénieusement un parallele intime entre les pulsations du cœur & les notes de la musique. Nous allons exposer sa théorie, après avoir fait précéder quelques notions préliminaires.

I I.

La circulation du sang est démontrée par l'expérience & la raison ; le cœur en est le principal organe. Les Anciens l'appellent le premier vivant & le dernier mourant. Suivant les Modernes, c'est un viscere musculeux qui a la figure d'un cône suspendu par quatre grands vaisseaux dont la pointe est inclinée vers le côté gauche. Il est composé de deux ventricules formés par plusieurs fibres, dont les unes, quoiqu'en petit nombre, vont depuis la base jusqu'à la pointe du cône; les autres décrivent une ligne spirale: elles se coupent mutuellement à angle droit. Dans les ventricules, on remarque différentes soupapes: on nomme semi-lunaires, celles qui facilitent la sortie du sang vers les parties, & tricuspidales & mitrales, celles qui empêchent le retour. Les vaisseaux sanguins sont de deux sortes, les veines & les arteres: celles-ci sont des cônes renversés, dont la base est au cœur & le sommet aux extrémités du corps. Elles sont formées de trois membranes douées d'une grande élasticité; elles ont leur origine dans l'aorte & l'artere pulmonaire: les veines ont plus de capacité que les arteres; elles sont aussi en plus grand nombre; mais elles sont moins élastiques; elles se terminent à la veine cave & à la pulmonaire: c'est par leur moyen que le sang est rapporté dans l'ocean du cœur. Le cœur a deux mouvemens qui lui sont propres; l'un par lequel il se contracte, & que j'appelle systole; il est pourtant actif, tandis que l'autre mouvement, qu'on nomme diastole, est vraiment passif. L'explication de ces deux mouvemens a partagé les sentimens des Physiologistes. Les uns les ont attribués au sang, d'autres aux esprits animaux, d'autres à tous les deux. Ce dernier sentiment, comme celui qui nous a paru le plus probable, est le seul que nous adoptons dans notre dissertation. Nous pensons donc que l'unique cause du mouvement systolique ne procede que de l'influence des esprits animaux, qui parviennent à la substance du cœur par le moyen des nerfs cardiaques qui se trouvent entre l'aorte & l'artere pulmonaire. Le diastole au contraire provient du sang veineux, qui, par son entrée dans le cœur, éloigne les ventricules & en augmente par-là la capacité. Exposons plus au long notre sentiment. Supposons que les vaisseaux sanguins sont pleins de sang jusqu'à une suffisante quantité, & que le cœur se trouve dans son mouvement de systole; pour lors le sang se précipitera dans les veines, qui, par leur dilatation, compriment les nerfs cardiaques; les nerfs comprimés, le passage des esprits animaux sera intercepté; de là les ventricules du cœur deviendront paralytiques, & resteront dans cet état jusqu'à ce qu'ils aient été de nouveau dilatés par l'affluence du sang veineux qui en remplit toute la capacité; ce qui sera d'autant plus facile à comprendre, si l'on fait attention que les arteres dilatées par le sang le poussent, par leur grande élasticité, vers les veines, & de là dans les oreillettes & les ventricules du cœur. La vie de l'homme dépend de ce mécanisme : cependant il faut observer ici, que, quoique le cœur soit dans son état de systole, tandis que ses oreillettes & les arteres sont dans leur diastole, les pulsations des uns & des autres se font dans le même temps : car tâtez d'une main le pouls d'un malade, tandis que de l'autre vous toucherez la région du cœur, vous vous appercevrez d'une pareille pulsation au même instant dans ces deux différens endroits; ces pulsations se nomment isochrones. La raison de ce phénomene est que la pulsation du cœur se fait dans le temps de systole, tandis que celle des arteres se fait dans le diastole. La raison éloignée se tire de la courbure des vaisseaux qui sont attachés au cœur : car le sang, entrant avec impétuosité dans les cavités courbes, ces vaisseaux s'efforcent alors de reprendre une situation droite ; ce qui ne se peut faire sans que le cœur, qui est suspendu à ces mêmes vaisseaux, ne décrive par sa pointe une espece d'arc, & ne frappe par conséquent les parties antérieures de la poitrine qu'il rencontre ; & c'est ce qui lui occasionne une pulsation. La pulsation des arteres se fait, tant par le mouvement du sang que par leur propre élasticité : aussi nous ne remarquons aucune pulsation dans les veines, parce qu'elles sont dénuées de presque toute élasticité.

III.

Quoiqu'Hippocrate ne nous ait laissé aucune définition du pouls, cependant il ne lui étoit pas inconnu, ainsi qu'on peut le voir par ses pronostics. Galien le définit l'action principale du cœur & des arteres, qui se contractent & se dilatent successivement par le moyen de la faculté vitale ; ce qui entretient au corps sa chaleur naturelle, & aux esprits animaux le mouvement. Pour nous, nous entendons par pouls le systole & le diastole des arteres. Or, si nous avons égard aux doigts avec lesquels nous le tâtons, nous dirons que le pouls n'est autre chose que la compression des doigts, & leur restitution occasionnée par le mouvement même des arteres. Il paroît donc, par cette définitition, que le pouls procede non seulement du cœur, mais aussi du sang ; car la pulsation des arteres ne provient que du mouvement circulaire du sang, & le sang ne reçoit son mouvement que du cœur : & en effet les arteres, quoique pleines de sang, n'ont aucune pulsation que par le mouvement du cœur, & réciproquement le cœur ne peut se mouvoir sans le sang. Le cœur est donc la cause premiere du pouls, & le sang la seconde. Nous distinguons de plusieurs especes de pouls; car il est naturel & non naturel, simple ou composé. Le pouls est naturel, lorsqu'il se trouve une espece d'équilibre entre les liquides & les solides, si le sang est bien constitué, si entre chaque pulsation on remarque un pareil espace de temps, si les arteres frappent également & réguliérement. Si au contraire le sang peche en quantité ou qualité, s'il n'y a aucune proportion entre les liquides & les solides, pour lors le pouls ne sera pas naturel. Si les vaisseaux sanguins sont trop remplis de sang, ou si le sang est trop raréfié, le pouls sera grand ou plein; & petit & foible, si le sang est trop condensé, à la suite de grandes évacuations & de maladies, ou s'il peche en quantité. Le pouls sera profond, si le pouls ne peut se dilater que foiblement & avec peine; ce qui arrive ordinairement après des exercices pénibles & de longs jeûnes, aux personnes grasses, dans lesquelles le sang ne circule que fort lentement. On remarque ce contraste dans les personnes seches, qui ont pris de la nourriture avec excès; car pour lors leur estomac ne peut digérer qu'à demi la trop grande quantité d'alimens ; d'où résulte un chyle vicieux, qui, mêlé avec le sang, produit une effervescence qui donne bientôt lieu à un pouls superficiel. Le pouls tendu & élevé provient de la grande tension des arteres, qui reconnoît souvent pour cause l'obstruction des visceres & la raréfaction du sang. Le pouls mou au contraire doit sa cause à leur relâchement & à la trop grande sérosité du sang. S'il se mêle au sang quelque ferment âcre & hétérogene, il doit s'ensuivre nécessairement différens effets, en raison de la force du ferment, de sa quantité, & de sa qualité. Si le menstrue est en petite quantité, le pouls sera médiocrement vîte & élevé. Si la matiere fébrile s'accumule de plus en plus, soit par une mauvaise diete, soit par quelque autre cause, le sang acquerra un nouveau degré de raréfaction ; d'où proviendra d'ailleurs une grande fievre & un pouls fréquent. Si enfin toute la masse du sang se putréfie par la longueur de la maladie, la circulation sera accélérée, & le pouls conséquemment sera très-petit & très-fréquent. Supposons pour un moment une personne bien constituée, qui mene une vie tranquille & sans aucun exercice ; pour lors, à défaut du mouvement musculaire, la circulation du sang sera lente. Si la personne est vieille, le sang circulera encore plus lentement ; si elle est dans une vieillesse décrépite, les pulsations deviendront rares, sur-tout pendant les frimas de l'hiver, tant par rapport à la lenteur du mouvement musculaire & l'épaisseur du sang, que par rapport aux défauts de parties relatives ; ce qui occasionnera un pouls des plus lents. Tous les pouls dont nous venons de parler sont simples ; les suivans sont composés : tels sont l'intercadent, l'inégal, & le convulsif. Le pouls convulsif procede pour l'ordinaire du peu d'union des principes constitutifs du sang ; si le sang pêche en consistance, si les parties séreuses, sulphureuses, globuleuses & salines sont désunies ; car le défaut de liaison entre les parties sanguines fait varier ces mouvemens du cœur & des arteres : la partie séreuse donne un pouls lent & petit ; la globuleuse, fréquent ; la sulphureuse, un grand & fort ; la saline enfin, un pouls intermittent ; & de tous ces pouls il en procede un pouls convulsif. Le pouls sera inégal, si le sang se trouve si épais, qu'il ne puisse circuler dans les vaisseaux capillaires ; d'où viennent les stases, les concrétions, les obstructions, les polypes, les compressions des vaisseaux voisins ; conséquemment les dérangemens de la circulation & l'inégalité des pouls. Si quelque particule du sang se trouve imprégnée de bulles d'air au moment de son passage par les ventricules du cœur, elle les dilatera certainement moins que les autres parties qui n'en sont point imprégnées ; il s'ensuivra conséquemment une plus forte contraction du cœur, & elle sera presque insensible : mais la contraction du cœur donne lieu au diastole des arteres ; le diastole sera donc presque insensible, & le pouls intercadent ou éteint.

IV.

Après avoir exposé le mouvement du cœur

& des arteres, & après avoir donné la définition du pouls, nous pouvons passer à son diagnostic. 1°. Le Médecin, en entrant chez le malade, ne doit être ni empressé ni précipité à lui toucher le pouls; mais il doit auparavant lui faire plusieurs questions, afin de laisser au malade le temps suffisant pour réparer ses esprits : 2°. il faut que le malade soit assis ou couché sur son dos, & non sur le côté, qu'il soit en repos, qu'il ne parle pas, & ne fasse aucun mouvement : 3°. il faut aussi que la main du Médecin ne soit ni trop chaude, ni trop froide : 4°. cela posé, le Médecin tâtera le pouls du malade, en posant modérement sur les arteres du poignet avec les doigts *index*, *medius* & annullaire. Il doit observer, avant de porter son jugement, de compter environ trente pulsations à chaque bras. Si les arteres brachiales sont trop concentrées, il doit toucher le pouls aux arteres temporales, crurales, & carotides. Telle est la méthode générale qu'un Médecin doit observer pour le pouls lorsqu'il s'approche d'un malade, en y ajoutant néanmoins de sa part d'autres observations. Pour exprimer le pouls réglé ou naturel, nous nous servons d'une note noire posée entre les deux lignes paralleles après chaque cadence, qui sont marquées par des lignes perpendiculaires, semblables à celles qui servent à diviser les mesures dans la musique. Nous désignons le pouls grand par la note blanche, le pouls petit par la croche, & le pouls vermiculaire par la double croche. Si la note est posée au bas de la premiere ligne, elle dénote un pouls concentré, & un pouls profond si elle est sur la premiere ligne. Si elle se trouve entre les deux lignes, elle désignera un pouls naturel; si elle est sur la seconde ligne, un pouls élevé, & enfin un pouls superficiel, si elle est posée au-dessus de la seconde ligne. Les cinq espaces exprimés par 1, 2, 3, 4, 5, & divisés par cinq petites lignes, dénotent les cinq temps que nous remarquons entre chaque pulsation. Si l'on compte plus ou moins de ces espaces entre chaque pulsation, nous appellerons le pouls irrégulier & inégal en mouvement. Si la note n'est pas posée entre les deux lignes paralleles, il sera non naturel en force, de même que si la note est blanche, ou croche, ou double croche. Le pouls naturel, dans notre systéme, a donc toujours la même force, la même cadence, & garde toujours cinq temps entre chaque pulsation. Il égale, pour l'ordinaire, la cadence du menuet en mouvement; il fait soixante pulsations ou environ, & parcourt soixante cadences de menuet dans une minute, & trois mille six cents dans l'espace d'une heure. Cependant il se trouve des personnes d'un tempérament bilieux, dans lesquelles on ne compte que quatre temps entre chaque pulsation, tandis qu'il y en a d'autres d'un tempérament pituiteux & mélancolique, dont le pouls ne bat qu'une fois dans l'espace de six temps. Il est donc de la prudence d'un Médecin de prendre garde au tempérament du malade, & de regarder comme pouls naturel, celui qui continue toujours le même mouvement. Le pouls des enfans est aussi plus fréquent que celui des adultes; c'est ce à quoi on doit faire attention: car le pouls des enfans, presque jusqu'à l'âge de puberté, bat quatre-vingts fois dans une minute, tandis que celui des adultes ne bat que soixante fois dans le même espace de temps, comme nous l'avons dit. Le pouls des vieillards est différent de celui des enfans; il se ralentit insensiblement, à proportion que leur sang s'épaissit; il est même pour l'ordinaire intermittent & inégal. Si donc en chantant ou jouant un menuet sur quelques instrumens, l'on touche un pouls naturel & tempéré, on observera qu'il en battra la mesure, ainsi qu'on pourroit le désigner dans une planche, dans laquelle, comme nous l'avons déjà observé, les notes noires, posées entre les deux lignes parallèles, désigneroient le battement d'un pouls naturel, réglé en force & en mouvement. Les longues lignes perpendiculaires sont autant de cadences & de mesures, & les cinq espaces séparés entre chaque cadence sont les cinq temps. Plus le pouls approche du pouls naturel, meilleur il est; & plus il s'en éloigne, tant par la force que par le mouvement, plus il est mauvais. Par le moyen de la planche susdite, nous pourrons connoître la force & le mouvement de chaque pouls. Après avoir parlé du pouls naturel, il nous sera facile de dire un mot du non naturel, auquel nous pourrons rappeler, en premier lieu, le pouls grand ou plein. Il se découvre facilement au tact, car il remplit les doigts de celui qui le touche; il bat fortement & également, & dénote plénitude de sang & d'humeurs; il menace d'hémorrhagie, de pleurésie, de péripneumonie, de crachement de sang, de flux hémorrhoïdal, & de perte de sang aux femmes. Il ne differe du naturel que par la dilatation & la tension des arteres. Nous le désignons dans notre théorie par des notes blanches posées entre deux lignes parallèles. Il se trouve souvent compliqué avec le pouls dur, le lent, le vîte, le véhément, & le superficiel.

Dans la seconde classe du pouls non naturel, nous plaçons le pouls petit ou vuide. Il differe en tout du précédent, & dénote foiblesse, langueur, cachexie, & épanchement de bile : nous l'avons marqué par des croches entre deux paralleles. Ce pouls est souvent confondu avec le mou, le lent, le fréquent, le profond, & le superficiel.

V.

Le pouls profond ne se découvre qu'en posant fortement les doigts sur l'artere : il désigne cardialgie, colique, leucophlegmatie. Il est semblable au naturel par le mouvement, & non par la force; c'est pourquoi nous le désignons par une note noire posée sur la premiere ligne parallele. Il est souvent mêlé avec le grand, le petit, le fréquent, & le mou. Le pouls superficiel est tout opposé au pouls profond : il se rencontre ordinairement dans les personnes seches, asthmatiques & phthysiques. Nous nous servons pour l'exprimer d'une note noire posée au-dessus de la seconde ligne. Le pouls superficiel ou élevé peut être compliqué avec le grand, le petit, le dur, le lent, & le vîte. Le pouls dur, qui est toujours occasionné par une grande tension des arteres, n'est presque jamais sans fievre : il désigne des obstructions dans les petits vaisseaux, plénitude des arteres, un sang trop épais, un dérangement dans la circulation, les secrétions, & les excrétions. Il est marqué par une note blanche posée sur la seconde ligne parallele. Il bat à trois temps, quelquefois à quatre. Il surpasse le pouls naturel en force & en mouvement : en force, puisqu'il est plus dur, plus tendu, & plus élevé : en mouvement, puisqu'il parcourt six mille cadences de menuet dans une heure, tandis que le naturel n'en parcourt que trois mille six cents. Il est souvent joint avec le grand, le vîte, le plein, le véhément, & le superficiel. Le pouls mou, qui ne résiste que médiocrement au tact, est intérieurement opposé au dur : il dénote abondance de pituite, perte de mémoire, & leucophlegmatie. Il est exprimé par une croche pointue & entre deux paralleles. Nous connoissons la fievre par sa fréquence & la vîtesse du pouls : plus le pouls est fréquent, plus la fievre est grande. Le pouls fiévreux peut être compliqué avec le pouls grand, petit, véhément, dur, profond & superficiel. Quand on compte seulement quatre temps entre chaque pulsation, on appelle ce pouls le pouls à quatre temps, ou le pouls fiévreux au premier degré. Quand on en compte trois, il s'appelle pouls fréquent à trois temps, ou fiévreux au second degré. Il bat cent fois dans une minute, tandis que le naturel ne bat que soixante fois. Ce pouls est désigné dans notre théorie par une note blanche entre deux paralleles. Le pouls qui parcourt seulement deux temps, s'appelle fiévreux au troisieme degré : il est accompagné d'une grande soif, d'une douleur de tête insupportable, & d'une chaleur de viscere. Il est marqué par une note noire située sur la seconde ligne parallele, & bat cent cinquante fois dans une minute. Le pouls à un temps est toujours mortel ; il va à trois cents pulsations dans l'espace d'une minute. Il est marqué par des doubles croches posées sur la premiere ligne. Dans cette espece de pouls, le malade court à grands pas à la mort, sans aucune espérance de guérison. Le pouls trop lent est diamétralement opposé au pouls fréquent ; il y a six temps & même davantage entre chaque pulsation : il dénote des soins, des inquiétudes, & il est toujours profond. Il est désigné par une note blanche sur la premiere ligne, si le pouls est à sept, huit, neuf, dix, onze & douze temps : il nous pronostique une apoplexie, une léthargie, un catharre suffoquant, & une affection hypocondriaque. Le pouls éclipsé, qui est la premiere espece de pouls composé, & qui approche le plus du naturel, bat réguliérement dix, vingt, trente fois ; ensuite il s'éclipse ; après il bat plus fortement, jusqu'à ce qu'il s'éclipse de nouveau. Les hystériques, les plongeurs y sont souvent exposés. Il s'exprime par une note noire entre deux paralleles : elle manque au lieu où le pouls s'éclipse ; elle est suivie ensuite par une note blanche posée sur la seconde ligne. Cette blanche est la marque d'une pulsation élevée. Le pouls caprisant est d'un fort mauvais augure, de même que le pouls double, qui bat deux coups à chaque pulsation. Il est marqué par deux notes blanches unies ensemble, & posées, tantôt sur la premiere ligne, tantôt entre les deux lignes paralleles.

Si quelqu'un veut approfondir ce système, il peut lire le Traité du Docteur Marquet, où il verra toutes les planches qui concernent les pouls, & qui ont été gravées par lui-même. Nous avons rapporté le Traité dans ce volume, mais sans planches : par ce moyen, il acquerra une connoissance facile du pouls, qui est d'autant moins à négliger pour lui, qu'il pourra se représenter, d'une maniere plus parfaite, toutes les différentes pulsations. Loin d'ici ceux qui prétendent qu'il est absurde de distinguer musicalement le pouls; car notre théorie n'est pas plus absurde que celle qui exprime les tons de musique par les notes, & le son des paroles par des lettres. Hermophyle est le premier qui ait fait attention au rapport qu'on pourroit établir entre les battemens des arteres & les notes de musique. Sa doctrine du pouls a passé pour être fondée là-dessus; aussi en a-t-il emprunté les mots de rhythme & de cadence, & il les emploie très souvent pour indiquer les différences & élans du pouls : mais la perte de ses ouvrages nous fait regretter le peu de moyens que nous avons de nous éclaircir de sa doctrine. Depuis lui, Avicene, Savonarola, Saxon, Fernel & plusieurs autres Médecins s'étoient proposé de faire le parallele des cadences de la musique avec le pouls; mais ils n'ont point exécuté leurs projets : Samuel Hafen Rufferus, Médecin allemand, est le seul qui nous ait laissé

PRATIQUE. 217

un Traité sur cet objet, sous le titre de *Monochordon Symbolico Biomanticum*, imprimé en 1601, & de toute rareté. Au reste, on a toujours observé que le tact des Musiciens est plus délicat, & qu'ils ont beaucoup plus de facilité pour connoître le pouls que qui que ce soit. Rien n'empêche donc qu'on ne puisse connoître le pouls par les notes de musique : donc on peut connoître le pouls par la musique.

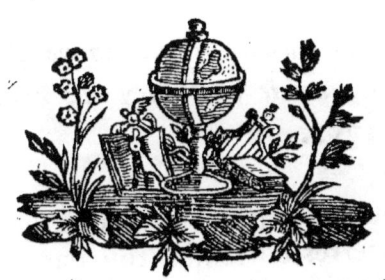

OBSERVATIONS ANATOMIQUES,

Par M. BAGARD, *Président du Collége royal des Medecins de Nancy.*

OBSERVATION Iere.

Sur la double matrice d'une femme de quarante-huit ans, morte à Nancy au mois de Novembre 1752.

LES observations anatomiques sont enrichies de découvertes curieuses touchant les parties de la génération de certains hommes auxquels la Nature a prodigué des marques de libéralité. On en trouve des exemples rapportés dans les *Cas* observés par Forestus, lib. 27, observ. 15; dans les *Centuries* de Borell. Cent. 2, observ. 60; dans les *Observations* de Graaff, lib. c. pag. 8; dans la *Spermatologie* de Schurig, cap. 11, thes. 23; dans Rolfing, *de partibus genitalibus*, part. 1, cap. 11; dans le premier livre de l'*Anatomie* de Bartholin, Anat. lib. 1, cap. 25; dans le *Zodiaque de la Médecine Françoise* de Blegny, ann. 2, lib. 1, observ. 2, M. n. c. ann. 5 & 6, observ. 86; dans la *Physiologie* de Longius, Physiol. thes. 36; enfin dans les *Questions de la Médecine légale* de Zacchias & dans celles de Teichmeyer, p. 124.

L'utilité de ces observations est importante, en ce qu'elles instruisent les Anatomistes que la Nature n'est pas toujours uniforme dans ses évolutions ni dans ses productions ; qu'elle multiplie, qu'elle varie & qu'elle déplace même quelquefois les parties dont le corps humain est composé.

L'observation particuliere dont nous faisons part au Public, nous paroît d'autant plus précieuse, que ce phénomene rare ouvre les yeux des Physiciens & des Médecins sur les causes conjecturales de la superfétation, dont, par la seule inspection des deux uterus, on reconnoît la possibilité. La personne qui a donné lieu à notre observation, étoit une femme âgée de quarante-huit ans, d'un tempérament sec & maigre, ayant les passions fort vives, laborieuse, & toujours en action : elle se nommoit Elisabeth Decard, de la paroisse de Sainte-Madeleine de Besançon, mariée à François Petit, Maître Perruquier à Nancy.

Elle a eu quatorze enfans de son mariage, dont aucun n'est venu à terme. Toutes ses couches ont été précédées d'une perte de sang, & suivies d'accidens fâcheux. Dans un de ses accouchemens, elle mit au monde deux jumeaux au terme de quatre mois & demi, lesquels n'avoient qu'un arriere-faix, & qui reçurent le baptême après leur naissance. On assure qu'un mois après ce dernier accouchement, elle accoucha derechef d'un fœtus de six semaines.

On a attribué ses accouchemens si fréquens

à sa grande vivacité, à son travail toujours forcé, & à l'abondance du sang.

La maladie dont elle est morte, après deux ans de langueur, de toux, d'expectoration purulente, de fievre lente & hétique, enfin dans une consomption extrême, étoit cette affection nommée *tabes glandularis pulmonum*. Par l'ouverture du cadavre, qui a été faite par un Médecin du Collége, on a trouvé les poumons adhérens dans toute leur surface avec la plevre, le mediastin & le diaphragme : ils étoient endurcis & d'un volume considérable, en comparaison de l'état naturel. Ils étoient aussi parsemés d'un nombre infini de petites glandes, dont les unes étoient squirreuses & les autres ulcérées : l'épiploon & les intestins garnis de quantité de graisse jaune ; le pancreas & le mesentere remplis de glandes squirreuses ; le foye d'un rouge enflammé, parsemé de petites glandes comme les poumons, la vésicule du fiel vuide & affaissée.

En examinant les parties contenues dans le bassin, on fut surpris d'y rencontrer une matrice qui parut d'un assez gros volume. On l'enleva avec adresse, à cause des personnes qui assistoient à l'ouverture, & qui s'y seroient opposées.

Cette double matrice ressemble d'abord à deux poires renversées & d'une égale grosseur, un peu applaties sur les deux surfaces antérieures & postérieures, séparées vers leur fond de l'espace d'un pouce, réunies par leurs cols jusqu'à leur pointe, & se terminant à un orifice interne commun.

A la figure près, sa substance est composée, comme celles de toutes les matrices des femmes, de fibres charnues, solides, & de membranes; son épaisseur est d'un travers de doigt, un peu plus forte dans sa base & son col. Il n'y a qu'une trompe à chaque matrice, qu'un ovaire, qu'un cordon d'arteres & de veines spermatiques. Ayant introduit une petite sonde par l'orifice interne commun, on a pénétré dans les cavités des deux matrices par les orifices séparés.

On a ouvert de bas en haut l'orifice interne commun ; ce qui a fait découvrir une premiere concavité lisse & polie, au milieu de laquelle, vers son haut, se faisoit remarquer une élévation ou monticule qui séparoit des rainures ces enfoncemens qui conduisoient séparément aux orifices particuliers de chaque uterus, par où la liqueur séminale de l'homme pouvoit jaillir aisément.

Chaque matrice ayant été ouverte longitudinalement, suivant la direction de la sonde introduite, on a reconnu deux concavités longues, lisses & polies, dans chacune desquelles on pouvoit loger une grande olive, & placées dans le centre de chaque uterus. L'une & l'autre matrice étoient parfaitement distinctes & ressemblantes dans leur structure, conformation, épaisseur, concavité & orifice. Il y a bien lieu de présumer que cette femme a porté des enfans dans toutes les deux, & qu'elle a eu ses regles & ses pertes fréquentes par les lacunes des vaisseaux uterins de l'une & de l'autre.

Il résulte de la description des deux matrices dont nous avons parlé, 1°. que les fréquens avortemens & les pertes de sang d'Elisabeth Decard peuvent être attribués à la nature & à la contraction de ces deux visceres réunis vers leurs orifices, par la multiplicité des vaisseaux uterins, & la détermination du sang vers eux.

2°. Que cette femme a pu concevoir, & même qu'elle a conçu dans l'une & l'autre matrice.

3°. Qu'il est possible qu'elle ait conçu dans l'une, sans que rien empêchât de concevoir dans l'autre trois ou quatre mois après la premiere conception.

4°. Qu'il n'y avoit point de contradiction que deux enfans naquissent à terme d'une femme, dans le cas de conformation d'une semblable double matrice, par un seul & même accouchement successif, s'ils eussent été engendrés dans le même temps & séparément dans l'uterus.

5°. Que si ces deux enfans eussent été formés à trois ou quatre mois de distance par superfétation, cette femme eût pu accoucher, même à terme, de chaque enfant, dans les temps relatifs au moment de leur procréation.

Une Dame de qualité de Lorraine accoucha, il y a vingt-cinq ans, d'un enfant à terme bien conformé & se portant bien: elle eut des couches très-heureuses & les suites de même. Cette Dame sortit au bout de quarante jours, & se porta à merveille. Environ six semaines après sa sortie, elle eut des douleurs de reins & de matrice, lesquelles ayant augmenté pendant trois jours, on fit venir une matrone, qui, ayant touché cette Dame, lui annonça qu'elle alloit accoucher ; ce qui arriva en effet : elle mit au monde un enfant mâle d'environ trois mois, qui fut baptisé, & mourut un quart d'heure après sa naissance. Sans avoir l'esprit occupé d'illusions sur le fait des doubles matrices, n'est-il pas vraisemblable que cette Dame en avoit deux ?

II.ᵉ OBSERVATION ANATOMIQUE,

Sur un épanchement considérable de sang dans la cavité du péricarpe.

Il y a des maladies dont les causes se dérobent également à l'esprit & aux yeux. Lorsqu'après la mort nous cherchons des causes dans le tissu des parties, nous y voyons souvent nos erreurs ; mais elles ne nous préservent pas de nouveaux égaremens ; elles nous apprennent seulement, dit l'illustre Auteur des *Maladies du Cœur*, qu'elles sont inévitables lorsque nous voulons prononcer sur des maux dont les signes sont équivoques. Le seul avantage que nous retirons des découvertes que nous faisons sur certaines maladies, c'est la réserve qu'elle nous inspire dans nos décisions & dans l'usage des remedes. L'histoire des malheurs qui environnent l'humanité sera toujours intéressante, & méritera notre curiosité. L'observation suivante en est un exemple.

Une Dame, âgée d'environ soixante ans, qui avoit joui constamment d'une santé parfaite & d'un embonpoint assez considérable, se sentit tout à coup une douleur & une pression sur le *sternum*, qui fut bientôt suivie d'une oppression de poitrine, avec des étouffemens extrêmes, accompagnés de ce râlement de poitrine qui annonce l'agonie. Cet effrayant état étoit accompagné de grandes inquiétudes & d'anxiétés de cœur & d'esprit ; sa voix affoiblie ne prononçoit que le mot *je me meurs :* le pouls étoit gros, plein, dur & fréquent ; une sueur brûlante s'étoit répandue sur le visage, avec une rougeur violente sur les joues : la même sueur occupoit la poitrine, & cette Dame étoit dans une forte agitation de son corps, se portant à chaque instant de côté & d'autre, sans pouvoir rester dans une place, la tête élevée, assise dans son lit, les jambes pendantes.

Tous ces accidens ensemble me parurent d'une nature à éluder toutes les ressources de l'Art ; mais il ne fut pas aisé de juger de la cause qui les avoit produites aussi promptement. Quoique cette maladie ressemble à un asthme ou à un catharre suffoquant, mes soupçons & mes conjectures tomberent sur une hydropisie dans la duplicature du mediastin, ou celle du péricarpe. On étoit en droit d'imaginer aussi que l'action des nerfs pouvoit y avoir quelque part, parce que cette Dame, naturellement très-vive & d'une humeur gaie, s'occupoit sans intervalle, dans les pleurs & dans les regrets, de la perte d'un mari auquel elle étoit attachée. On sait qu'il arrive, dans les affections chagrinantes de l'esprit, des oppressions fréquentes, que le moindre mouvement renouvelle

velle ou augmente des palpitations & tremblemens de cœur, des étouffemens, des syncopes. On saigna sur le champ cette illustre Dame, & on lui tira douze onces de sang du bras : on répéta une heure après la saignée, & dans cet intervalle on lui fit prendre plusieurs cuillerées d'une potion vulnéraire. Ces deux saignées diminuerent tellement les accidens, qu'elles donnerent lieu à se flatter de quelque espérance ; mais sur le soir ils reprirent toutes leurs forces. On en vint encore aux saignées du bras & du pied, qui ne produisirent d'autres succès que de diminuer l'oppression & les étouffemens.

Elle passa toute la nuit & le jour suivant dans un fauteuil, avec des angoisses & des anxiétés de cœur, où elle portoit sans cesse la main; le pouls s'éclipsoit à chaque instant. On lui donna plusieurs fois du *lilium* de Paracelse; ses jambes se refroidirent & enflerent ; enfin elle mourut en pleine connoissance & dans une syncope, au bout de quarante-huit heures de l'invasion de l'attaque.

Le 20 Octobre au matin, on a ouvert le corps de cette Dame, en présence des Médecins appelés en consultation : voici ce qu'on y a découvert. Les incisions du bas-ventre ayant été faites, on a d'abord remarqué cet énorme volume du corps graisseux, lequel étoit dans les moindres endroits de l'épaisseur de cinq pouces, & dans d'autres, comme au pubis, de six ou sept; la graisse étoit blanche comme neige.

Le péritoine avoit une épaisseur & une solidité remarquables: tous les visceres du bas-ventre étoient fort sains; mais le foie avoit un volume si considérable, qu'il occupoit entiérement l'espace des sept dernieres côtes, & repoussoit le diaphragme dans la poitrine; ce qui étoit capable, par la compression que le poumon droit en souffroit, de gêner sa respiration.

L'estomac & les intestins étoient dans un état naturel & sain, excepté le colon, qui étoit très-dilaté par les vents.

Le sternum ayant été enlevé, on apperçut d'abord environ un verre de sérosité claire qui sortit par l'effet de la pointe du bistouri, en séparant les côtes, & qui se répandoit sur le poumon gauche. Le poumon droit avoit sur sa superficie de petites taches noires, grosses comme des lentilles, sans que le poumon parût affecté d'inflammation.

Le péricarpe ayant été ouvert, on fut prodigieusement surpris de remarquer, qu'au lieu de la sérosité ordinaire qu'il contient naturellement, il étoit rempli d'une masse de sang coagulé qui appuyoit sur le cœur dans toute sa circonférence, laquelle pesoit environ une livre & demie.

Le cœur étoit flétri, se déchirant facilement avec les ongles. On a observé plusieurs taches noires & comme gangreneuses sur sa pointe: le ventricule gauche ne contenoit point de sang; mais on en a trouvé quelque peu dans le droit noir & coagulé.

Le sang noir & coagulé dont le péricarpe étoit rempli, a sans doute étouffé les mouvemens de diastole du cœur; ce qui a donné la mort à cette Dame, qui a conservé, jusqu'au dernier moment, sa présence d'esprit, sans se plaindre qu'elle souffrît, dans les derniers momens, que des angoisses & des anxiétés autour du cœur.

L'étendue & le volume du péricarpe, rempli de cette quantité de sang coagulé, devoit gêner prodigieusement la respiration : le poumon en étoit comprimé & applati; le lobe gauche surtout ne devoit presque plus recevoir l'air par la trachée-artere.

Nous n'avons pu reconnoître d'ouverture visible ou des vestiges assez marqués, ni dans le péricarpe, ni dans le cœur (excepté les taches noires sur la poitrine), des vaisseaux qui ont donné jour à l'effusion de ce sang. Comme les grands vaisseaux du corps humain peuvent s'ouvrir par les pores exhalans, ceux qui rampent sur le tissu du cœur sont exposés au même cas, & ont produit de semblables accidens.

On peut expliquer, sans être téméraire, cet épanchement assez considérable du sang par un déchirement qui s'est fait vers la pointe du cœur d'un rameau de la veine coronaire, dont le sang est sorti par gouttes & s'est répandu dans la cavité du péricarpe, où il s'est coagulé.

Les chagrins dont cette Dame a été affectée vivement, ne sont-ils pas capables d'avoir dilaté si souvent le cœur, après l'avoir d'abord resserré, qu'il se seroit formé une stase de sang dans les petits vaisseaux de sa surface, qui auroit occasionné cette espece d'hémorrhagie ?

La tristesse contracte d'abord le cœur & le

resserre, le sang se ramasse dans ses oreillettes; il ne traverse que difficilement les poumons, qui sont angustiés de même, ou qui ne s'étendent pas assez : le sang est repoussé, suivant Lancisi, dans le tronc des arteres, par le resserrement subit qui arrive aux poumons & aux autres parties ; les ventricules, remplis d'une masse trop considérable qui y est poussée par les oreillettes & qui ne peut sortir par les arteres, doivent donc se dilater peu à peu. La personne dont je viens de décrire une maladie rare, qui entraîna après soi une mort inévitable, ayant vécu dans la stérilité, nous examinâmes l'uterus & les ovaires. La matrice étoit de la grosseur d'une poire de rousselet, son orifice interne extrêmement dur & serré. Nous ouvrîmes ce viscere, dans la cavité duquel on découvrit un corps glanduleux, rond, blanc, compacte, & adhérent en plusieurs endroits à la surface interne de l'uterus, dont il occupoit tout l'espace. Cette espece de glande ressembloit, quand elle fut ouverte, à la substance cendrée d'un cerveau, mais plus dure & plus solide : son volume étoit de la grosseur d'une petite pomme d'apis, & pesoit environ une once; ses ovaires se sont trouvés très-petits, blancs, & durs.

IIIe Observation anatomique.

Sur un étranglement de l'intestin rectum, occasionné par un pessaire.

La maladie dont nous allons décrire les accidens & l'événement funeste, mérite d'autant plus d'être rangée dans nos observations, que l'histoire d'un cas aussi singulier & d'une cause aussi impénétrable par la réticence où on l'a tenue, peut devenir un exemple utile aux personnes du sexe & aux Médecins.

Une Dame, âgée de quatre-vingt-huit ans, mere de plusieurs enfans, d'un tempérament sanguin, jouissoit d'une santé assez parfaite, & soutenue des regles de la tempérance, lorsque, s'étant livrée trop sensiblement aux chagrins & trop appliquée aux devoirs & aux austérités de la religion, elle s'apperçut de dérangemens fréquens de son estomac, qui occasionnerent des vomissemens & des dévoiemens bilieux : des purgatifs doux, l'usage de la camomille romaine en guise de thé, les eaux de Bussang & celles de Seltz avoient assez solidement rétabli sa santé, lorsqu'après quelques jours de constipation elle ressentit tout à coup à son réveil une colique violente d'estomac, suivie de vomissement d'une bile verdâtre pendant trente heures, accompagnée d'une tension douloureuse dans toute la région épigastrique, d'inquiétudes, de vapeurs, & de mouvemens spasmodiques, avec une fievre médiocre; ce qui faisoit dire à cette Dame qu'elle avoit un squirre à l'estomac comme sa sœur. On employa incontinent la saignée du bras, qui fut répétée six heures après : dans l'intervalle, on lui donna de l'eau émétisée, une boisson abondante de limonade cuite, des lavemens d'eau de veau avec de l'huile d'amandes douces; & vers le milieu de la nuit, la potion anti-vomitive de Riviere, dans laquelle on avoit ajouté dix à douze gouttes de laudanum liquide de Sydenham, qui modéra pour peu de temps les accidens.

Il faut observer qu'on s'apperçut, dès ce jour-là, que les remedes ne pénétroient qu'en très-petite quantité, qu'ils ressortoient incontinent, & qu'ils occasionnoient des douleurs vives d'entrailles; ce qu'on attribuoit aux vents dont elle étoit remplie.

Le jour suivant la fievre augmenta, & les accidens se multiplierent; la tension de l'abdomen devint plus considérable, les douleurs plus vives dans l'estomac & dans le bas-ventre, qui s'enfla déjà, avec beaucoup de difficulté d'uriner, une grande agitation, & des anxiétés de cœur & d'esprit.

On réitéra les saignées du bras jusqu'à trois fois ce jour-là, on répéta les lavemens plusieurs fois sans aucun succès, on appliqua des fomentations sur le bas-ventre, on donna souvent à la malade de l'eau de poulet, altérée de chicorée & de cerfeuil: mais au bout de quelques minutes la malade vomissoit cette boisson, ensuite de la bile. Sur le soir, on lui fit reprendre la potion de Riviere, avec le laudanum liquide de Sydenham; ce qui rendit la nuit moins orageuse.

Le troisieme jour les symptômes furent moins cruels, les vomissemens moins fréquens, & la fievre diminua, sans néanmoins rien rendre par le ventre, qui resta tendu & douloureux. On mit en usage le demi-bain, dans lequel cette Dame étoit soulagée: on tenta, sans succès, les lavemens d'huile d'amandes douces pure,

& avant la nuit on la faigna du bras; un demi-grain d'opium, avec deux grains de la poudre des efpeces de la confection d'hyacinthe dans un petit bol, modérerent les accidens de cette nuit.

Le jour fuivant, tout devint plus férieux; la fievre plus aiguë & redoublante; le ventre fe tendoit extraordinairement; la conftipation fut plus opiniâtre & les vomiffemens fubfifterent. L'inflammation des entrailles ayant fait progrès, on remit fur pied les faignées du bras, & on leur fit fuccéder une faignée du pied: la nuit de ce quatrieme jour fut affez tranquille. Comme l'abdomen acquéroit de jour en jour plus de tenfion & d'étendue, & que la tympanitte étoit bien déclarée, on eut recours au demi-bain, dans lequel la malade avoit une tranquillité confolante : on employa les carminatifs extérieurement & intérieurement, mêlés avec des fpiritueux non incendiaires, & les calmans. Tous ces remedes indiqués reculoient de quelques jours l'événement de cette maladie.

Mais toutes les précautions étant devenues infructueufes, & le ventre n'ayant pu s'ouvrir, la gangrene dans les entrailles termina l'inflammation & la vie de cette Dame au bout de douze jours.

Ayant procédé à l'ouverture de fon corps, on a remarqué, en premier lieu, que le bas-ventre étoit fi prodigieufement diftendu, dur, venteux & fonore, qu'il reffembloit à un très-gros ballon : les tégumens féparés, à peine le biftouri eut-il donné le jour par la fection du péritoine, qu'il en fortit avec un bruit femblable à un coup de piftolet, des vents répandus dans la capacité du bas-ventre, avec une puanteur la plus fétide.

Les inteftins étoient fi fortement foufflés & dilatés, tant les grêles que les gros, qu'ils avoient environ trois fois leur groffeur naturelle; le colon fur-tout étoit gros comme la cuiffe: les mêmes inteftins étoient perforés en plufieurs endroits; l'ouverture a paru auffi grande que la cavité d'une plume. C'eft par ces ouvertures que l'air raréfié s'étoit répandu dans la capacité du bas-ventre; ils étoient engorgés, enflammés, & gangrénés en plufieurs endroits, fur-tout du côté qui les unit au méfentere.

L'eftomac & le commencement du *duodenum* étoient flétris, pâlis, blancs, flafques: on a jugé qu'ils étoient paralyfés; mais ce qui a furpris, c'eft que le rectum, à fix ou fept pouces environ au-deffus de l'anus, étoit tellement ferré & contracté dans toute la circonférence circonfcrite d'un doigt, qu'il fembloit qu'on y eût fait une ligature, laquelle s'oppofoit à l'iffue des vents & des excrémens, & qui oppofoit la même réfiftance à l'introduction des lavemens.

Il n'y avoit aucune matiere excrémentielle dans le rectum, ni au-deffus, ni au-deffous de l'étranglement; le rectum même ne contenoit que des vents: tout étoit réflué dans le colon, dans lequel on trouva un amas affez confidérable d'excrémens détrempés.

En recherchant dans les parties voifines la

cause de cet étranglement, nous découvrîmes, dans le fond du vagin, immédiatement au-dessous de l'orifice de la matrice, un pessaire solide, rond, ayant quatre pouces environ de circonférence & un quart de pouce d'épaisseur, un peu émincé sur les bords, ouvert dans le centre, tels que sont les pessaires ronds. On n'a pu imaginer que cette Dame eût conservé ce pessaire pendant sa maladie : on a su, après sa mort seulement, qu'elle en portoit depuis sa premiere couche, ayant eu un relâchement des ligamens larges de l'uterus, & le vagin descendu.

Il y a lieu de juger que ce dernier pessaire, qu'on nous a assuré avoir été introduit depuis trois mois dans le vagin, y étant placé & comme moulé dans sa partie supérieure, ainsi que nous l'y avons trouvé, comprimoit, par une de ses surfaces, la partie du rectum avec lequel le vagin est adhérent; que, par cette compression, le rectum s'est insensiblement affaissé dans les parois de cet endroit, & que son calibre s'y est peu à peu rétréci & contracté, & enfin tout à fait étranglé; d'où s'en est suivi un obstacle invincible aux vents & aux déjections, ainsi qu'à l'entrée des lavemens; enfin, que cette cause de maladie, si elle eût été connue, ne pouvoit être détruite que par l'intromission dans l'anus & le rectum, jusqu'au-dessus de sa partie étranglée, d'une bougie longue & ronde, enduite d'huile d'amandes douces, & pénétrant, s'il eût été possible, jusqu'au-dessus de l'étranglement.

Dans l'examen qui a été fait des visceres du bas-ventre, ils ont paru dans l'état naturel, excepté la vésicule du fiel, qui étoit extrêmement rétrécie, dure, & dont la cavité contenoit une pierre solide, ovale, & de la grosseur d'une bonne olive d'Espagne, de la même forme & figure, & dont la surface est truffée. L'ovaire gauche étoit gros comme une bonne pomme d'apis, blanc comme la coque d'un œuf, & contenant une sérosité rougeâtre.

IVe OBSERVATION ANATOMIQUE.

Sur une tumeur Squirro-carcinomateuse au coude de l'œsophage.

Une Dame, âgée de trente-deux ans, saine, sanguine, d'un embonpoint fleurissant, & qui avoit déjà eu plusieurs enfans, ayant mangé à son diner, avec une sorte de voracité, un pigeon, avala inconsidérément une partie de l'os de la cuisse qu'elle avoit cassé entre ses dents: dans l'instant, elle sortit précipitamment de table, en se plaignant, avec des cris effrayans, qu'elle ressentoit une douleur très-vive dans l'estomac ou au-dessus, qui fut bientôt suivie de foiblesses, de vomissemens, avec des efforts violens, de suffocations, & d'un hoquet fréquent. On secourut cette Dame, en lui donnant souvent de l'eau chaude, du thé, du bouillon léger, & de l'huile d'amandes douces pendant vingt-quatre heures. Les douleurs se calmerent; & le vomissement ayant cessé, cette Dame se persuada qu'elle avoit rendu cette portion de l'os qui avoit occasionné des accidens aussi fâcheux. Cependant elle ressentoit toujours une impreſſion douloureuſe au-deſſus de l'orifice ſupérieur de l'eſtomac, en ſe plaignant qu'elle y avoit comme une bleſſure.

Cette ſenſibilité ayant augmenté, ſur-tout lorſqu'elle avoit pris des alimens ou de la boiſſon, & les vomiſſemens étant ſurvenus, elle conſulta ſon Médecin, qui conſidéra cette maladie comme une cardialgie, occaſionnée par l'effet & la ſuite des chagrins que cette Dame avoit eſſuyés, & ſoupçonnant une congeſtion de bile réſineuſe dans l'eſtomac & les premieres voies, il conſeilla l'ipécacuanha, les purgatifs, les lavemens, des demi-bains, enſuite des amers, de l'acier, &c. dont elle fit uſage pendant trois ſemaines ſans ſuccès; ce qui détermina ſon conſeil de l'envoyer aux eaux de Plombieres: mais elle ne put ſoutenir les eaux volatiles ni les bains.

A ſon retour, ſon état devint plus fâcheux: elle ne ſoutint plus aucun aliment, ni ſolide, ni liquide; à peine ſéjournoient-ils un inſtant dans l'eſtomac, que le vomiſſement les rapportoit: la faim, la ſoif devoroient la malade. La maigreur devint conſidérable par le défaut de nourriture; & peu de temps après, celle qu'elle eſſayoit de prendre, comme l'eau, le bouillon, la gelée de viande, l'huile même, ne paſſoit pas juſque dans la cavité de l'eſtomac; tout remontoit avec de grandes douleurs. Enfin, au bout de quinze mois de maladie ſans fievre, elle mourut, & je demandai la permiſſion de faire ouvrir ſon corps. Voici ce qui a été obſervé.

La maigreur univerſelle étoit ſi grande, que

les chairs & les muscles étoient généralement fondus; en sorte que le corps de cette Dame, qui pesoit cent soixante livres & plus avant son accident, ne pesoit, après sa mort, que vingt-cinq livres. Ce n'étoit plus qu'un squelette recouvert de la peau.

La peau & les tégumens du bas-ventre étoient comme collés sur les vertebres des lombes: avant sa mort, on palpoit le mouvement de l'artere aorte, en appliquant les doigts sur la région ombilicale. L'élévation du sternum & des fausses côtes, celle des os des îles, de l'ischion, & du pubis, formoient un bassin oblong, dans lequel on auroit pu loger sur la peau la quantité de six pintes d'eau. Les tégumens ayant été enlevés & le sternum séparé d'avec les côtes, les poumons & le cœur se sont trouvés émincés à proportion du corps: cependant ils ont paru sains & avec leurs couleurs naturelles.

Ayant écarté les poumons, la trachée-artere, & le cœur, pour reconnoître à découvert l'œsophage depuis le pharynx jusqu'à son coude qui aboutit à l'orifice supérieur de l'estomac, où j'avois estimé, dans les consultations qui ont été faites, que résidoit la cause & le siége de la maladie, nous remarquâmes que l'œsophage étoit rouge extérieurement & intérieurement, & que son calibre étoit considérablement diminué.

A deux doigts de l'orifice gauche de l'estomac, nous découvrîmes une tumeur squirro-carcinomateuse au coude de l'œsophage, de la grosseur d'un petit œuf & de l'épaisseur d'un demi-pouce dans sa circonférence, remplissant

& occupant toute la cavité dans cet endroit, & qui s'étendoit jusqu'à l'orifice de ce viscere, dans lequel une petite portion de ladite tumeur pénétroit. Une injection faite par l'œsophage ne put traverser la tumeur : la capacité de l'estomac étoit tellement diminuée, ainsi que son épaisseur, qu'il ressembloit plutôt à un intestin grêle, qu'à ce viscere. Sa tunique interne étoit toute froncée & rouge, il s'y étoit formé, par son rétrécissement, des chairs & des brides ressemblant à des vers.

Le foie, la rate, la matrice nous ont paru dans un état naturel, à l'éminciation près, sans aucune dureté dans les visceres ni dans les glandes méfentériques : l'épiploon étoit aussi mince qu'une toile d'araignée.

Les plus grosses veines & arteres ayant été ouvertes, il ne s'y est trouvé presque point de sang. Douze heures après sa mort, il avoit encore de la fluidité, & il étoit noir comme de l'encre : on pourroit presque assurer qu'il n'en restoit pas trois livres.

Il résulte de cette observation, que cette tumeur squirro-carcinomateuse, parvenue à un certain point, étoit devenue indestructible; que cette Dame étoit destinée à une mort inévitable par la fonte totale & l'épuisement de la machine, occasionnée par la privation longue de nourriture & par la consomption du corps.

Il est encore évident que l'os de la cuisse de pigeon que cette Dame avala précipitamment, étant descendu dans l'œsophage, s'arrêta transversalement à son coude ; que les pointes de cet os s'étant fichées dans la tunique interne

& les parois de ce canal, produisirent une solution de continuité dans cet endroit, & de là la naissance de la tumeur.

Il est certain aussi que les efforts que fit cette Dame pour rendre l'os descendu dans l'œsophage, le détacherent, & qu'il sortit, soit par les vomissemens, soit en se précipitant dans l'estomac, puisqu'on ne l'a pas découvert par l'ouverture de la tumeur. Enfin il n'est pas douteux que si cette portion d'os eût séjourné quelque temps dans l'œsophage, elle y eût occasionné par ses pointes des douleurs très-vives & une douleur tuméfiée inflammatoire, qui eût fait partir en peu de temps la malade.

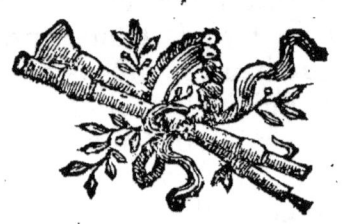

EXTRAIT
DE LA MÉDECINE MODERNE,
OU REMEDES NOUVEAUX;
Vol. in-8°, *par* M. BUC'HOZ. 1777.

LETTRE sur la méthode de guérir la pulmonie par la fumigation humide des végétaux, par M. BUC'HOZ.

JE vous ai promis, Monsieur, de vous faire part des nouvelles découvertes que je pourrois faire sur les végétaux; vous pouvez être assuré de mon exactitude à remplir mes promesses à cet égard : je vais vous communiquer, dans cette Lettre, une de mes observations, la plus intéressante peut-être en son genre, & la plus digne d'un vrai Physicien.

Vous avez souvent entendu parler de la pulmonie; les plus grands Praticiens en Médecine donnent cette maladie comme incurable, & d'autant plus dangereuse, que le sujet qui en est affecté est plus jeune. Vous trouverez néanmoins, dans le détail de l'observation que je rapporte ici, la guérison d'un jeune homme attaqué depuis long-temps de cette maladie, mais opérée suivant une méthode toute nouvelle.

Il y a environ quatorze mois qu'on me consulta sur une phthysie pulmonaire, tant en ma qualité de Médecin que comme gendre de défunt le sieur Marquet, Doyen du Collége royal de Médecine de Nancy, qui étoit très-habile pour guérir cette maladie & les fleurs blanches des femmes. Le sujet pour lequel je fus consulté étoit un jeune homme âgé de vingt-cinq ans, d'un tempérament sanguin, ayant le visage d'un rouge fouetté : il crachoit souvent du sang, & continuellement du pus, souffroit beaucoup, ne reposoit presque jamais, avoit une grande difficulté de respirer, étoit rongé par une fievre lente qui ne lui discontinuoit point, & accablé de lassitudes & de grandes douleurs dans la région des poumons, c'est-à-dire, dans le dos & entre les épaules. Cette maladie avoit commencé, depuis deux ou trois ans, par un rhume négligé. L'état de phthysie où se trouvoit alors le malade, dénotoit que la maladie avoit déjà fait de grands progrès, & qu'elle paroissoit être parvenue à son troisieme & dernier période. Je questionnai le malade ; je lui demandai s'il n'avoit fait usage d'aucun remede jusqu'à ce jour. Il me répondit qu'on lui avoit indiqué le lait ; qu'il en avoit usé pendant long-temps, sans s'être apperçu d'aucun changement ; ce qui l'avoit engagé à en discontinuer l'usage ; qu'il avoit ensuite pris des bouillons de mou de veau, auquel il avoit associé du jus de carottes & de navets ; qu'il n'en avoit pas reçu plus de soulagement, sa maladie restant toujours au même état, sans augmenter ni diminuer. A la suite de ces

remedes

remedes adoucissans, il se mit à l'usage, continua-t-il, d'infusion vulnéraire & béchique, & toujours sans aucun changement notable; ce qui commençoit à l'inquiéter beaucoup, avec d'autant plus de raison, que plusieurs personnes de sa famille étoient péries par la pulmonie.

Voyant que la plupart de ces remedes lui avoient été inutiles, j'eus recours à un opiat béchique, connu plus particuliérement sous le nom d'opiat anti-phthysique de Marquet (*décrit dans cet Ouvrage*) ; je lui en conseillai l'usage à la dose d'un gros, matin & soir, & par-dessus une infusion théiforme de pied-de-chat, coupé avec le lait. Cet opiat avoit souvent fait merveilles en pareil cas, suivant que le rapporte M. Marquet dans ses Observations, tant manuscrites qu'imprimées ; ce qui me faisoit espérer qu'il pourroit aussi faire du bien à ce malade. J'en étois d'autant plus persuadé, que j'en avois fait aussi usage plusieurs fois dans la pulmonie, & presque toujours avec succès. Une jeune femme de Nancy, qui avoit une fievre lente, une difficulté de respirer, un crachement sanguinolent & purulent, en usa l'année derniere, par mon ordonnance, pendant environ six semaines, à la dose prescrite : les symptômes de sa maladie se dissiperent dans moins d'un mois, & elle n'eut plus aucun ressentiment de son premier état, quoiqu'elle eût eu depuis une couche, & qui fût des plus heureuses : tout cela me faisoit augurer favorablement de cet opiat pour le jeune homme ; je le lui ordonnai même pour lors avec une certaine confiance.

Le malade prit ce remede pendant deux ou trois mois conſécutifs ; mais ce qui avoit opéré dans les autres ne fit rien ſur lui ; il reſta toujours dans le même état, ſans remarquer aucun ſoulagement. On publia, pendant ces intervalles, un remede pour la pulmonie, on l'annonça même avec éclat : c'étoit le ſéjour dans l'étable. L'air épais que reſpire pour lors le malade, & qui convient très-bien dans ce cas, me fit juger aſſez favorablement de cette découverte. Malgré l'averſion naturelle qu'on a pour un pareil ſéjour, je déterminai mon jeune homme à y fixer ſa réſidence. Je fis placer en conſéquence ſon lit dans une étable où il y avoit pluſieurs vaches, & que je fis tenir néanmoins la plus propre & la plus nette que faire ſe pouvoit. Ce jeune homme en reſpira l'air pendant quarante jours avec une grande conſtance ; mais les ſymptômes de ſa maladie n'en diſparurent pas pour cela : toujours fievre lente, toujours toux, toujours crachement purulent, inſomnie, & le plus ſouvent faim canine.

Comment agir en pareilles circonſtances ? Un Médecin ſe trouve ſouvent embarraſſé. Je ne ſavois que preſcrire à mon malade, je l'avoue ; je ſuis de bonne foi : tous les remedes qu'il prenoit n'opéroient rien. Je n'ignorois pas néanmoins que, pour remplir l'indication de cette maladie, il falloit avoir recours aux remedes conſolidans & déterſifs : mais comment pouvoir en ordonner d'aſſez efficaces ? Ils n'agiſſent que médiatement ſur la partie affectée ; ils ſont obligés de ſe mêler dans la maſſe du ſang : ils ſe trouvent pour lors tellement diviſés, qu'ils ne parviennent à la substance des poumons, que lorsqu'ils sont dénués de la plupart de leurs vertus : d'ailleurs, le mouvement perpétuel de ces visceres est un obstacle pour empêcher la cicatrice des ulceres qui s'y trouvent.

Je réfléchissois, je méditois continuellement sur les moyens de faire parvenir les remedes indiqués sur la surface immédiate des poumons. Je trouvois dans la matiere médicale & la botanique assez de remedes propres à cette maladie, des plantes béchiques, des plantes vulnéraires, mucilagineuses, des baumes ; mais la façon de les administrer étoit tout le sujet de mon embarras. Cependant un jour, en méditant sur cet objet, je m'imaginai que la fumigation de ces plantes & baumes pourroit bien convenir dans ces circonstances ; mais cette fumigation me paroissoit encore avoir des difficultés. Si je fais respirer, disois-je en moi-même, à mon malade la fumée des plantes béchiques & baumes que j'aurois mis sur un brasier, il n'est pas douteux que cette fumée, chargée des particules balsamiques des plantes, parviendra, par le moyen de la trachée-artere, à la surface immédiate des poumons : cependant que n'ai-je pas à craindre de ce brasier pour mon malade ? Loin de lui fournir un remede salutaire, il peut lui devenir très-nuisible. Je renonçai donc à ce moyen, sans néanmoins perdre totalement de vue mes fumigations, lorsque je me rappelai par hasard le souvenir de la fameuse machine de Muzel, dont j'avois parlé dans mon troisieme volume du *Traité historique des plantes de la Lorraine :* en me servant de cette machine, je vis que je n'avois plus rien à craindre des brasiers; que je pouvois faire respirer à mon malade une fumée humide de plantes béchiques & vulnéraires, & remplir par-là parfaitement l'indication de la maladie; c'étoit-là le dernier remede que je me proposois de lui prescrire, résolu de l'abandonner à son sort, s'il n'en recevoit aucun soulagement.

Je m'empressai donc à faire construire une machine presque semblable à celle de Muzel, à quelques additions près que je jugeai pour lors nécessaires pour la perfectionner : je la fis faire en fer-blanc & en forme de cône, dont le diametre inférieur étoit de six pouces, & la longueur d'un pied; je donnai à son ouverture deux pouces de diametre, & je la fis munir d'une embouchure sémi-lunaire, en forme de porte-voix. Je fis ensuite artistement emboîter, en haut de cette machine, un tube d'ivoire, de la longueur de six pouces, dont l'ouverture inférieure étoit précisément la largeur du haut du cône, & l'ouverture supérieure avoit un pouce. Je fis adapter à cet ajoutoir un couvercle aussi d'ivoire : j'eus grand soin de faire mettre à cette machine deux anses courbées, pour pouvoir la tenir aisément à la main.

La machine construite, j'en fis faire l'usage suivant à mon malade. Je fis mettre dans une cafetiere bien couverte environ une pinte d'eau; j'y fis bouillir de la racine de pétasite, d'*enulacampana*, de réglisse, de guimauve, & de lichen de chêne, de chacun un gros. Pendant le temps de l'ébullition, je faisois mettre dans la machine des feuilles de pulmonaire, de scabieuse, de véronique, d'aigremoine, de bouillon blanc, de guimauve, de mauve, de pervenche, de lierre terrestre & d'erysimum, de chacune un quart de poignée; des bourgeons de sapins & de peupliers, de chacun deux bonnes poignées; des fleurs de prime-vere, de marguerite, de pas-d'âne, bouillon blanc, de mauve, de pied-de-chat, de marrube & de matricaire, de chacune une pincée; je fis jeter ensuite, par-dessus les herbes & fleurs, la décoction bouillante des racines ensemble avec les racines; après quoi j'ajoutai un demi-scrupule de baume de la Mecque, & autant d'essence de térébenthine. Je fis appliquer les levres de mon malade à l'embouchure de l'ajoutoir d'ivoire, pour respirer la fumée de cette décoction, ayant soin de lui faire boucher, pendant cet intervalle de temps, le nez, afin qu'il ne pût respirer que l'air imprégné des particules balsamiques, mucilagineuses, & adoucissantes de la décoction & infusion de la machine.

Quand la chaleur de cette décoction commençoit à se passer, & par conséquent la fumée à se diminuer, je faisois ôter l'ajoutoir, & le malade respiroit par la large embouchure. Cette opération duroit chaque fois au moins une demi-heure, & je la faisois réitérer toutes les trois ou quatre heures. Je fis prendre en même temps, matin & soir, à ce jeune homme l'opiat anti-phthysique dont il avoit déjà fait usage, & je lui ordonnai, pendant le jour, de bons bouillons de veau & des alimens nourrissans, sans être néanmoins trop échauffans. Cette fumigation humide, ce régime, cet opiat anti-phthyfique réunis ensemble, ou plutôt la simple fumigation, produisirent dans le malade des effets merveilleux : en peu de temps la toux diminua, les crachemens purulens cesserent, la fievre le quitta, & il recouvra la santé parfaite.

J'ai encore prescrit, Monsieur, cette fumigation humide à deux pulmoniques.... ils s'en sont très-bien trouvés. L'expérience & le raisonnement se donnent, en quelque façon, la main pour prouver la bonté de la méthode que j'indique. De tous les remedes qu'on a prescrits jusqu'à présent, s'en est-il trouvé un seul qui agisse plus immédiatement sur la partie affectée, que celui-ci ? La fumée, chargée des particules balsamiques & mêlée avec l'air que respire le malade, est un baume propre à cicatriser les ulceres des poumons, & à consolider & déterger les plaies (1).

---

(1) M. Weisman a soutenu à Erlang, en 1770, sous la présidence de M. Isenflamen, une these qui concerne *les remedes qui agissent sur la trachée-artere*. L'Auteur donne d'abord l'anatomie de la trachée-artere; il y fait voir l'inefficacité de la plupart des remedes ordinaires qu'on employe intérieurement, ne pouvant y parvenir que par la voie des vaisseaux lactés, qui est une voie fort longue ; il paroît conclure en faveur des médicamens vaporeux, inventés par M. Muzel, & que j'ai tâché de perfectionner.

LETTRE *sur l'utilité des fumigations végétales dans la phthysie & autres maladies.*

JE vous ai développé, Monsieur, dans une de mes Lettres, une nouvelle méthode pour traiter la pulmonie par le moyen de la fumigation humide & végétale ; je vous ai rapporté l'histoire d'un jeune homme qui a été guéri, par cette fumigation, d'une phthysie, contre laquelle tous les remedes ordinaires & usités avoient échoué. Cette cure, jointe à deux autres dont je vous ai aussi donné le détail dans mes Lettres, a engagé plusieurs personnes, même de cette Capitale, d'avoir recours à un moyen aussi salutaire. Différentes personnes m'ont consulté à cette occasion : parmi celles à qui je l'ai conseillée, plusieurs ont été guéries, d'autres en ont reçu simplement quelque soulagement, & il s'en est trouvé quelques-unes à qui ce remede n'a servi de rien. Voilà, Monsieur, l'exacte vérité ; c'est le résultat de plusieurs observations : j'ai trop le charlatanisme en horreur, pour chercher à vous en imposer ici ; mais dans le grand nombre de personnes qui se trouvent attaquées de phthysie, maladie que tous les Médecins regardent comme incurable, quand il ne s'en trouveroit que quelques-unes de guéries, ne seroit-ce pas toujours beaucoup que de pouvoir sauver ce petit nombre ? & peut-on se refuser valablement à un remede qui, loin de nuire, peut souvent devenir salutaire au malade quelquefois même le plus désespéré. L'exemple d'une personne qui vient d'être guérie tout récemment par le moyen de la fumigation humide & végétale, ou, pour parler plus exactement, par le moyen de ce remede vraiment physique, ne servira pas peu, à ce que j'espere, pour vous convaincre, Monsieur, de ce que je viens de mettre en question.

Au mois de Novembre dernier, sur le bruit qui se répandit à Paris de ma méthode physique pour traiter la pulmonie, je fus appelé pour avoir soin du rétablissement de la santé de Madame ***. La malade étoit âgée d'environ trente-trois ou trente-quatre ans, d'un tempérament vif, ayant depuis long-temps une poitrine fort délicate : elle ressentoit de grandes douleurs entre les deux épaules, ne dormoit presque point, toussoit continuellement la nuit, crachoit quelquefois des matieres purulentes, même du sang, avoit beaucoup de peine à respirer, & étoit attaquée d'une fievre lente. On remarquoit sur ses joues un coloris d'un rouge fouetté : tous ces symptômes réunis caractérisent parfaitement bien une phthysie pulmonaire. Je commençai la cure de cette maladie par une saignée du bras; ce qui m'y détermina d'autant plus, c'est que la malade, depuis peu, avoit craché du sang. Après un jour d'intervalle, je la purgeai uniquement avec de la manne délayée dans un bouillon de veau. Cette médecine fit plus de mal à la malade que de bien; les douleurs de dos augmenterent, & la fievre devint même un peu plus forte. Je pris alors le parti de lui faire prendre, pendant quinze jours, trois fois par jour, des bouillons pectoraux & béchiques avec le mou de veau coupé par tranches & réduit en pâte, les carottes & les navets. Le tout étant bien cuit, on en exprimoit fortement le jus. Je recommandai à la malade, pendant l'usage de ces bouillons, une diete humectante & adoucissante : l'usage continué de ces bouillons ne lui procura aucun soulagement. Je lui prescrivis pour lors l'opiat de Marquet. La malade en prit pendant trois semaines ou un mois, sans cependant aucun soulagement manifeste : la maladie paroissoit plutôt faire des progrès de bien en mal, ou, pour mieux dire, de mal en pis, la fievre devenant de jour en jour plus violente, même avec redoublement : nul repos pendant la nuit, la respiration plus difficile, les douleurs du dos augmentant journellement. Dans ces circonstances, je conseillai à la malade, par-dessus son opiat, en qualité de véhicule, l'usage théiforme de petite centaurée coupée avec du lait. Cette infusion fit très-bien; la fievre diminua un peu. Je profitai de ce moment pour mettre la malade totalement au régime laiteux ; ce qui lui fit même plaisir : elle ne prenoit pour toute boisson, même pendant la nuit, que du lait coupé avec de l'eau d'orge. Ce régime calma un peu les douleurs ; mais la malade étoit devenue extrêmement foible. Je crus cependant être obligé, au bout d'un mois de ce régime laiteux, de la purger avec deux onces de manne. Tous ces médicamens, tout ce régime ne soulageoient pas la malade ; les symptômes restoient toujours les mêmes ; quoi-

dans un degré un peu inférieur. J'eus recours pour lors à mon moyen physique, comme au dernier remede. Je fis faire à la malade une machine propre aux fumigations humides & végétales ; je lui fis avoir moi-même les plantes nécessaires pour cette fumigation, ensemble le baume & la térébenthine ; je lui indiquai la maniere de faire cette fumigation selon la méthode rapportée dans la Lettre précédente. On y voit aussi la liste des plantes qui conviennent dans ce cas : je lui recommandai expressément de respirer, de quatre heures en quatre heures, au moyen de cette machine, une demi-heure chaque fois, la fumée de ces plantes & baumes, en bouchant bien ses narines, afin d'empêcher l'entrée de l'air extérieur, autant que faire se pourroit. La malade suivit exactement ce que je lui prescrivis, & elle s'en trouva parfaitement bien : la fievre disparut insensiblement, le sommeil succéda aux veilles, la toux cessa, & les douleurs du dos diminuerent ; le teint & l'embonpoint lui revinrent comme à son ordinaire. Elle est actuellement assez bien portante ; mais de peur de quelques récidives, qui sont toujours à craindre dans ces maladies, je lui ai conseillé l'air de la campagne, l'usage du lait d'ânesse pendant le mois de Mai, & la continuation de sa fumigation.

La description de la machine propre aux fumigations humides se trouve détaillée tout au long dans la Lettre précédente : cependant j'y ai fait quelques légers changemens qui m'ont paru nécessaires dans la pratique. J'ai ajouté à côté de la machine, entre les deux anses, un petit tuyau d'environ un pouce de diametre à l'intérieur, qui prend du fond de la machine & qui se termine aux deux tiers de sa hauteur, en se recourbant un peu vers sa partie supérieure. Ce tuyau est muni de sa couverture, & est très-utile pour donner passage à l'air. L'air extérieur qui pénetre dans la machine par le moyen de ce tuyau, pousse la fumée de la décoction chaude vers l'orifice supérieur de cette machine, auquel est appliquée la bouche du malade; ce qui rend la fumigation plus facile. Si l'on pouvoit avoir à Paris du lait assez naturel pour remplacer l'eau dans cette fumigation, elle n'en seroit que plus béchique.

Puisque la fumigation humide convient dans la phthysie, ne peut-on pas, à plus forte raison, la conseiller dans la toux ? Rien ne soulage plus que d'avoir recours à cet expédient le soir en se couchant. Au commencement d'un rhume, lorsque la salive & les phlegmes sont encore clairs, on parvient, par le moyen de la fumigation, à rendre sa salive au point de pouvoir facilement s'expectorer. Il faut avoir soin, en faisant usage de la machine, que la liqueur qui sert à la fumigation ne soit pas trop chaude, en sorte qu'on puisse aisément supporter la fumée; car si cette liqueur étoit trop chaude, elle pourroit causer quelques douleurs dans l'estomac. Le degré de chaleur qui lui convient, est celui qu'a le sang lorsqu'il circule dans les veines. Quand la décoction est trop chaude, il faut la laisser refroidir, & couvrir bien, pendant ce temps, la machine, afin d'empêcher l'évaporation des parties volatiles des plantes : les mêmes herbes ne peuvent servir qu'une ou deux fois au plus.

M. Lewenhoëck, grand Physicien, a imaginé une méthode pour faire passer dans les poumons les particules balsamiques des baumes; notre machine est proprement la perfection de cette méthode. Il est impossible, dit ce Savant, & tout bon Praticien en Médecine doit être de son avis, de trouver aucun véhicule capable de faire passer réellement les baumes dans les poumons, après qu'ils ont été reçus dans l'estomac : il n'y a point d'onguent appliqué extérieurement sur la poitrine & sur l'estomac, qui puisse aussi atteindre aux poumons ; il faut qu'il passe par le cœur, par la voie de la circulation : l'onguent appliqué extérieurement ne peut prendre cette route. M. Lewenhoëck a en outre mis, dans un morceau de toile fine, une petite quantité de cannelle forte & bien broyée: l'ayant liée, il l'a placée dans un tuyau de cuir, puis appuyant sa bouche à l'extrémité du tube & tirant sa respiration, il s'est apperçu que les parties imperceptibles de la cannelle descendoient dans ses poumons ; d'où il a conclu qu'on pouvoit employer, pour transmettre efficacement à la partie affectée des poumons les corpuscules balsamiques & médicinaux, la méthode suivante. *Prenez*, dit-il, une piece d'argent de la grandeur d'un schelling; faites-y un petit trou, & le remplissez d'un baume propre pour les poumons; le meilleur est celui du Pérou : le malade mettra cette piece sur sa langue, & bouchant bien ses narines, il attirera l'air dans ses poumons par la bouche;

l'esprit ou les parties subtiles du baume s'exhaleront & descendront dans ses poumons.

La machine dont je vous ai donné la description pour la fumigation végétale, a, au premier coup-d'œil, un avantage bien supérieur à la méthode de M. Lewenhoëck; personne n'en peut douter; il suffit uniquement de la voir pour en être persuadé; l'expérience journaliere en est une preuve certaine: vous ne pouvez, Monsieur, assez en recommander l'usage dans les maladies du poumon. Il n'y a point de partie du corps humain, de l'aveu même de tous les Médecins, qui soit exposée à tant de maladies que ces visceres. Il ne faut, dit M. Lewenhoëck, que passer dans un air froid, pour que cet air engendre des phlegmes, irrite les poumons & excite la toux. Le froid coagule aisément les globules du sang qui se trouvent dans les vaisseaux délicats du poumon, ce sont toujours les propres termes de ce Philosophe. Ce fait, dit-il, est prouvé par des expériences anatomiques. Il prétend même que la plupart des maladies des moutons ne sont occasionnées que par un air froid: ses expériences, ses observations, & les éclaircissemens qu'il a tirés des Bouchers, lui ont servi de preuves.

La machine pour la fumigation végétale n'est pas seulement, Monsieur, propre dans les maladies du poumon; elle convient encore en plusieurs autres circonstances. Ceux qui ont le malheur d'avoir une haleine forte & puante, trouveront une grande ressource dans cette machine; une fumigation humide des plantes aromatiques adoucira cette haleine. Cette machine peut encore être très-avantageuse, en temps de peste, contre les infections de l'air, en respirant, par son moyen, plusieurs fois le jour, la fumée humide de la rhue, de l'absynthe, & d'autres plantes ameres qu'on regarde comme souveraines dans les cas pestilentiels.

On se garantira, par ce moyen, de toute infection; on ne sera pas obligé d'avoir recours au tabac, soit pour fumer, soit pour mâcher; ce que bien des gens n'aiment pas. Les mineurs & autres ouvriers qui, par leur état, sont absolument obligés de respirer un mauvais air, pourroient fort bien s'en garantir, ou du moins en éviter les mauvaises suites, en se munissant dans leurs mains d'une de ces machines, & en la remplissant jusqu'à moitié de vinaigre chaud; cela ne seroit pas pour eux si dispendieux que la machine de M. Haller. J'ai vu, Monsieur, des personnes être guéries du mal de dents, en respirant uniquement, par le moyen de cette machine, la fumée du lait. Rien actuellement n'est plus en usage à Paris que notre machine: j'ai déjà été chargé par une infinité de personnes, même de la premiere condition, de leur en procurer. Son usage ne peut qu'être utile à tous ceux qui ont des poitrines délicates; c'est un meuble, en quelque façon, de toute nécessité pour les toilettes des Dames, qui ont, pour la plupart, une poitrine foible. La fumigation ne nuit à personne, soulage beaucoup de poitrinaires, & en guérit plusieurs. Ne recourez pas, Monsieur, dans ces maladies, aux remedes pharmaceutiques: une diete convenable, un exercice modéré, une fumigation béchique, un air sain & balsamique lui sont infiniment supérieurs; c'est à la campagne qu'il faut aller au printemps, pendant la saison des fleurs, respirer un air salubre. Combien de maladies rebelles à tous les remedes, dit M. Andry, Médecin de Paris, dans une de ses theses, ont été guéries par l'air de la campagne, principalement au renouvellement des saisons! Tout revit pour lors dans la Nature, les prairies sont émaillées d'une infinité de fleurs qui se disputent à l'envi leurs belles nuances & leurs odeurs; les arbres éblouissent par leur éclat, l'air retentit de la douce mélodie des oiseaux, les animaux se caressent les uns les autres, & sont uniquement occupés de la reproduction de leurs especes. C'est dans cette charmante saison que s'émanent continuellement des fleurs, des corpuscules qui, se mêlant avec l'air que nous respirons, pénetrent même dans la propre substance de nos poumons, & s'insinuent à travers les pores de la superficie de notre corps; ce qui ne peut se faire sans que le sang n'en circule plus librement, que les esprits animaux n'en soient plus animés, & que le suc digestif n'en soit plus énergique, si l'on peut se servir de ce terme métaphysique. Rien n'est plus commun que de voir des personnes, prêtes à mourir, récupérer une santé parfaite par une simple promenade dans les jardins garnis de fleurs odoriférantes; elles y respirent un air chargé de l'esprit recteur des plantes. Combien de malades ne voyons-nous pas tous les jours que les Médecins envoient aux eaux pour des affections très-graves, récupérer une santé parfaite en sortant même de la ville, par la respiration de l'air pur & balsamique de la campagne!

LETTRE sur une nouvelle machine propre à entretenir un air toujours balsamique dans la chambre des poitrinaires.

LA pulmonie est, Monsieur, une maladie si difficile à traiter, qu'on ne peut assez multiplier les secours qu'on doit y apporter. Depuis près de quinze ans que je m'applique à sa cure, & que j'ai profité même des lumieres de ceux qui m'ont précédé, je m'apperçois journellement, & même de plus en plus, des obstacles qui s'opposent à sa guérison. Je vous ai fait part de divers médicamens que j'ai employés dans son traitement, & qui ne m'ont pas néanmoins toujours réussi dans les différens sujets : ce qui guérissoit un malade & apportoit du soulagement à plusieurs, ne faisoit rien à d'autres; ainsi il y a encore bien du chemin à faire pour pouvoir prescrire une méthode capable de remplir les diverses indications de la phthysie : cependant j'ai été assez heureux, parmi les différens moyens dont j'ai fait usage, d'en trouver un qui approche, plus qu'aucun autre, du but que doit se proposer, dans cette maladie, un Médecin praticien. Ce moyen est purement mécanique ; il agit immédiatement sur la partie affectée. M. Muzel s'en est servi avec succès; d'autres grands Médecins & Physiciens d'Angleterre

gleterre & de Hollande l'ont indiqué avant lui, & en l'annonçant dans cette Capitale, je n'ai fait que renouveler ce qu'ils en ont dit. Je ne cherche pas à m'attribuer l'honneur de l'invention ; mais du moins personne ne pourra me refuser celui de l'avoir perfectionnée. Vous savez, Monsieur, que les difficultés qui se trouvent dans la cure de cette maladie, sont le mouvement continuel des poumons, qui empêche la réunion de la plaie, & l'impossibilité de pouvoir appliquer, immédiatement sur la partie affectée, le remede qui leur convient. Tout remede qu'on prend intérieurement se distribue dans toute la masse du sang, & se trouve par-là si divisé, que quand il arrive à la partie malade, il n'a presque plus de vertu. Il n'en est pas de même de la méthode de M. Muzel ; elle consiste à respirer, quatre fois par jour, environ un quart d'heure chaque fois, un air béchique, mucilagineux, & balsamique, par le moyen d'une machine construite à cet usage, dans laquelle on aura mis une décoction chaude & aqueuse de plantes vulnéraires, incisives, & béchiques, avec quinze ou vingt gouttes du meilleur baume liquide qu'on pourra trouver. La fumée qui s'éleve de cette décoction balsamique, pénetre, par le moyen de la trachée-artere, dans la substance même des poumons ; devient par conséquent un baume naturel qui s'applique immédiatement sur les ulceres qui peuvent s'y trouver, & ne contribue pas peu à les déterger & cicatriser. J'ai, Monsieur, plusieurs preuves de ce que je vous avance,

Tome III. R

dans différens malades qui ont fait ufage, par mes confeils, de fumigation.

Les anciens Médecins étoient fi perfuadés qu'il n'y avoit qu'un air balfamique qui pût guérir cette maladie, que quand il fe trouvoit quelque perfonne qui en étoit affectée, ils avoient grand foin de l'envoyer dans l'île de Chypre, pour y refpirer l'air falutaire qui y regne continuellement, à caufe de la quantité de cyprès qui s'y trouvent, & d'où s'exhalent fans ceffe plufieurs miafmes balfamiques. La plupart des poitrinaires qui alloient habiter pendant quelque temps cette île, en revenoient ordinairement en parfaite fanté: mais une pareille habitation n'eft pas à la portée d'un chacun; c'eft ce qui m'a engagé à chercher un moyen pour pouvoir y fuppléer. Je penfe, Monfieur, l'avoir trouvé dans une nouvelle machine que je viens d'inventer, & dont je m'empreffe de vous faire part. J'ofe me flatter que cette découverte ne fera pas moins utile aux perfonnes attaquées de phthyfie, que celle de M. Muzel; elle fervira même à donner plus d'efficacité à cette derniere. En faifant ufage de cette nouvelle machine, il régnera, jour & nuit, dans la chambre du malade, un air balfamique. Jugez, Monfieur, vous qui êtes Phyficien, de l'effet que doit produire l'infpiration continuelle d'un pareil air fur les poumons d'un malade. Cette machine eft un réceptacle de fer-blanc, appuyé fur un réchaud de tôle: dans ce réchaud eft une lampe mobile à trois mêches; la partie fupérieure du réceptacle eft ouverte,

& par-dessus cette ouverture est un autre petit vase, aussi de fer-blanc, appuyé sur trois consoudes. A la partie inférieure de ce petit vase, se trouve un petit trou de la grosseur d'une aiguille, & sa partie supérieure a son couvercle. Voici actuellement, Monsieur, le mécanisme de cette machine.

On prend une poignée de plantes béchiques & balsamiques, on met ces plantes dans le grand réceptacle, & on jette par-dessus environ une pinte d'eau: on met en même temps, dans le petit réceptacle, du baume liquide du Pérou ou du Canada; ensuite on le ferme exactement avec son couvercle. Ce baume coule goutte à goutte dans le grand réceptacle; on allume à l'instant la lampe. La chaleur de cette lampe échauffe la liqueur qui se trouve dans le grand réceptacle, & en l'échauffant, il s'en éleve une légere fumée chargée de particules balsamiques des plantes & du baume : cette fumée vaporeuse se répand dans la chambre du malade, se mêle avec l'air qu'il respire, & qui devient, par ce moyen, balsamique. On laisse brûler la lampe nuit & jour, on renouvelle matin & soir les plantes; & quand le baume du petit réceptacle se trouve entiérement écoulé, on le remplace par d'autre, en sorte qu'il y en ait toujours. C'est ainsi qu'on entretient perpétuellement, dans la chambre d'un phthysique, un air salutaire : il est pour lui infiniment préférable à tous les remedes de la pharmacie, qui souvent, loin de lui être avantageux, ne font qu'augmenter sa maladie &

accélérer sa perte. Si à cet air balsamique le malade joint l'usage de l'ancienne fumigation, quel succès ne doit-on pas pour lors attendre ? Puisqu'une fumigation, pour ainsi dire momentanée, a produit de si bons effets chez plusieurs malades, que sera-ce quand elle deviendra perpétuelle par le secours de la machine que je vous indique actuellement ? Un autre avantage qui résulte encore de l'usage de cette nouvelle machine, c'est que par son moyen la chambre d'un malade se trouvera continuellement embaumée, & qu'il n'y aura conséquemment rien à craindre pour les assistans de gagner la maladie, que quelques Auteurs prétendent se communiquer, sans cependant en donner une raison bien valable : mais si l'on veut que ces différentes fumigations procurent aux malades tous les biens qu'on a lieu d'en attendre, il n'en faut pas différer l'usage jusqu'à la derniere extrémité, comme on le fait ordinairement. Quelle ressource y a-t-il à attendre d'un malade dont la substance entiere des poumons est totalement délabrée ? Il ne faut pas non plus en troubler l'effet par des remedes contraires : le quinquina est de ce nombre ; son usage est pernicieux dans les maladies de poitrine, il cause les plus grands ravages ; & malgré la vertu anti-septique qu'on lui attribue, & pour raison de laquelle quelques Praticiens l'emploient dans la phthysie, on ne peut être assez circonspect, de la part d'un habile Médecin, pour le prescrire dans ce cas. Si l'on se trouvoit dans le cas d'être obligé de recourir à un remede anti-septique, pourquoi ne pas préférer le bois de quassi, qui a cette qualité, sans avoir l'inconvénient du quinquina?

NOUVELLES Observations concernant les fumigations seches & humides dans les traitemens de plusieurs maladies.

AU moment que je me dispose, Monsieur, à vous écrire, je reçois de Lyon, de la part de M. Nizet de Varennes, Chirurgien gradué, une petite brochure de vingt pages, intitulée : *Dissertation sur la nouvelle méthode d'administrer les fumigations seches & humides dans différentes maladies, & principalement dans celles de poitrine.* L'Auteur de cette brochure a puisé la plupart des choses qu'il y rapporte, dans le recueil de mes Lettres périodiques sur les végétaux : il commence sa Dissertation par une observation qu'il dit avoir faite sur lui-même.

Au commencement de l'année 1769 je fus attaqué, dit-il, d'un crachement de sang qui me dura près d'un mois ; je rendis ensuite des crachats purulens ; la fievre lente ne me quitta plus. Je ressentis des lassitudes dans les jambes ; une douleur fixe dans le dos, de l'oppression par intervalle, de la diarrhée, des insomnies, la perte de l'appétit ; tout m'annonçoit une pulmonie réelle : je prenois néanmoins tous les remedes indiqués dans cette maladie, mais toujours sans succès. Dans cet intervalle, l'on publia un remede nouveau ; c'étoient les fumigations humides & végétales de M. Buc'hoz, grand Botaniste & Médecin : je tâchai de me procurer un remede qui me paroissoit d'autant plus efficace, qu'il ne pouvoit jeter dans aucun inconvénient. Je fis venir ses machines physiques, & je n'eus rien de plus pressé que d'en faire usage. Au bout de trois semaines, j'en ressentis de bons effets; mes crachats furent moins épais, je repris le sommeil, la fievre diminua, & dans moins de trois mois je recouvrai une santé parfaite. Telle est, Monsieur, l'observation de M. Nizet de Varennes. Il ajoute qu'après avoir fait toutes ses réflexions, il ne peut pas douter d'un instant qu'il doit sa guérison aux fumigations : il développe ensuite la théorie de cette méthode, & il n'en apporte d'autres raisons que celles dont je vous ai fait part, Monsieur, dans le temps; après quoi il fait un prétendu secret d'un opiat pour la poitrine, qui probablement est celui du Docteur Marquet. Ce qui me prouve cette vérité, c'est que M. Nizet de Varennes s'attribue encore la découverte d'une nouvelle machine, propre pour répandre dans la chambre du malade une odeur balsamique. J'ai donné dans mes Lettres la description de cette machine dès le mois de Janvier de la présente année (1776); je sais d'ailleurs qu'il s'en est procuré une à Lyon bien long-temps avant qu'il ait publié sa brochure. Cette machine a été découverte dès l'année 1768, ou, pour mieux dire, a été renouvelée; car on trouvoit déjà dans les Auteurs la description d'une machine qui tendoit à la même fin. Je vais, Monsieur, vous rapporter l'histoire de ce qui y a donné lieu.

En 1768, un homme de Lettres & de beaucoup de mérite, originaire d'Angleterre, connu par un excellent Ouvrage qu'il a publié pour le renouvellement de l'agriculture en France, vint me consulter; c'étoit sur la fin d'Août ou au commencement de Septembre : il revenoit pour lors d'Angleterre, & il étoit dans un état désespéré ; les Médecins de Londres avoient employé à son égard toutes les ressources de l'Art; il ne lui en restoit plus d'autres que dans les voyages sur mer; encore craignoient-ils qu'il ne pérît dans le trajet. Cet Anglois, voyant qu'il n'avoit aucune ressource dans son pays, se détermina d'en partir pour revenir en France, où il avoit fixé son séjour depuis plus de vingt ans. A son retour, ayant entendu parler de la méthode par les fumigations pour le traitement des maladies de poitrine, il me confia le soin de sa santé. Je vais, Monsieur, vous donner l'état où il se trouvoit alors : ses jambes étoient enflées, il avoit la diarrhée, une fievre lente & des sueurs nocturnes le tourmentoient; il étoit dans une espece d'étisie & dans une consomption totale; il crachoit le sang & le pus, & ce qu'il y avoit de singulier, c'est qu'il le faisoit à volonté. Quand il se trouvoit bien oppressé, il prenoit une situation penchée, & dont il avoit fait l'épreuve plusieurs fois; il rendoit pour lors, sans aucune peine, une écuelle de pus & de sang; après quoi il étoit soulagé pour deux ou trois jours. Peut-on, Monsieur, un état plus malheureux ? Je lui conseillai pour lors l'usage des fumigations quatre fois par jour, je lui prescrivis intérieurement l'opiat de Marquet, je lui recommandai en outre l'usage des infusions béchiques & vulnéraires, je lui fis aussi prendre du bois de quassi en poudre, pour donner du ton à son estomac. Il ne fit pas usage pendant quinze jours ou trois semaines de tous ces remedes, qu'il s'en trouva très-bien. Il avoit fixé sa résidence à Saint-Germain-en-Laye : il m'y fit appeler pour voir la situation heureuse qui lui étoit survenue en si peu de temps. Comme il étoit un peu plus fort & qu'il crachoit encore du sang, je lui fis faire une saignée du bras, & je l'invitai en outre à faire usage journellement de l'équitation : mais comme il me pressoit pour sa guérison, nous imaginâmes ensemble, car je lui en laisse, Monsieur, autant l'honneur qu'à moi, de faire faire à Saint-Germain une machine propre à entretenir dans sa chambre une vapeur balsamique. Cette machine ne fut pas plutôt imaginée, qu'elle fut à l'instant exécutée; je l'ai ensuite perfectionnée. Cet air balsamique, entretenu continuellement dans sa chambre, la respiration particuliere & encore plus immédiate des plantes vulnéraires par le moyen de l'ancienne machine, l'équitation, l'usage intérieur de l'opiat de Marquet, un régime exact que suivit le malade, tout cela réuni fit des merveilles ; le malade récupéra une santé qu'il avoit anciennement perdue sans aucune espérance. Il a été à Saint-Germain à toutes les parties de chasse du Roi, & il est toujours devenu plus fort & plus vigoureux depuis ce temps. Il se porte actuellement passablement bien, quoiqu'il parût en 1768 dans le dernier degré de phthyſie. Je ne vous rapporte, Monſieur, cette cure que bien long-temps après qu'elle a été opérée, pour qu'elle ſoit bien conſtatée (1).

LETTRE ſur le bois de quaſſi.

UNE découverte très-importante, Monſieur, que je me propoſe de vous faire connoître dans ce commerce épiſtolaire, eſt celle d'un bois infiniment plus précieux que le quinquina ; il en a toutes les vertus, ſans en avoir les défauts. Il eſt à craindre, pour cette écorce du Pérou, qu'elle ne perde beaucoup de ſon crédit lorſ-qu'on reconnoîtra en Europe, les avantages qu'on peut retirer pour la Médecine du bois dont il eſt queſtion dans cette Lettre ; il nous vient d'un arbre qui croît dans les forêts de Surinam, où il eſt fort commun, & qui a été tranſporté en Europe chez un petit nombre de Curieux qui n'en connoiſſoient pas la vertu ; on le trouve rarement ailleurs. C'eſt à M. Dalgberg, Conſeiller de Police & de Juſtice dans ce pays, que nous ſommes redevables en Europe de la connoiſſance des propriétés de ce bois divin.

Surinam eſt, comme vous ſavez, Monſieur, une province d'Amérique ſituée au 6ᵉ degré de latitude vers le ſeptentrion ; elle eſt ſoumiſe

---

(1) Il ſe portoit encore très-bien en 1776.

à la domination des Hollandois, qui y ont établi une Colonie. Elle abonde en toutes fortes de productious : on y recueille fur-tout du fucre, du café, du coton, du tabac, de la gomme, du bois de teinture, & elle est dans une des plus jolies situations de l'Amérique; mais en revanche elle est très-pernicieuse à la fanté : la grande chaleur qui y regne répand dans l'air une espece de putréfaction, dont les miasmes pestilentiels s'infinuent facilement au travers des pores ouverts du corps humain, & y allume des fievres d'autant plus à craindre, qu'elles font plus inflammatoires ; c'est ce que rapportent unanimement tous ceux qui ont voyagé dans ces contrées. Des différentes personnes qui vont à Surinam, à peine s'en trouve-t-il la troisieme partie exempte de maladie; le plus grand nombre périt; & malgré les précautions que les habitans ont eues de couper une partie des forêts, pour donner un libre cours à l'air, & de former une infinité de canaux, pour procurer plus facilement l'écoulement des eaux, ils n'ont pu encore, jusqu'à préfent, fe garantir de ces furieuses maladies épidémiques, qui, comme autant de faux tranchantes, coupent journellement le fil de leurs jours, & répandent fans ceffe la défolation dans le plus beau pays de l'Univers. On ignoreroit peut-être encore à préfent, Monfieur, les moyens qu'on pouvoit employer pour oppofer une digue aux ravages de ces horribles maladies, fans un efclave negre nommé Quaffi, qui a découvert un remede dont il s'est fervi plufieurs fois avec fuccès pour guérir les fievres malignes de ses camarades. Il s'étoit acquis à Surinam une telle réputation par une découverte aussi salutaire, que ses maîtres étoient même obligés d'avoir recours à lui, & d'implorer ses lumieres, malgré son état d'esclave. Quassi cacha pendant long-temps ce remede; il en fit un secret. Nous n'en aurions encore actuellement aucune connoissance, si M. Dalgberg n'eût pas su gagner l'amitié de cet esclave, par les bons traitemens & les caresses qu'il lui fit. Il parvint à avoir de lui non seulement son secret, mais Quassi s'empressa même de lui montrer au par delà l'arbre de la racine duquel il se servoit pour son remede. Ce généreux M. Dalgberg, si ami de l'humanité, communiqua à M. Linnæus une branche de cet arbre en fleurs, & des fruits avec ses feuilles. C'est d'après ces branches & ces fruits, mis en parallele avec un certain arbre qu'on cultivoit depuis quelque temps à Upsal, & qu'on n'y connoissoit pas, que M. Linnæus fit la description de l'arbre de Surinam; il lui a donné le nom de *quassia amara. Sp. Plant. edit. 2. pag.* 552, du nom de l'esclave qui le premier en a démontré les propriétés. L'arbre inconnu du jardin d'Upsal est, suivant Linnæus, le véritable quassi de Surinam....

Ses fleurs sont disposées en grappes à l'extrémité des branches, & ont le port & le volume des fleurs de la fraxinelle; le calice est très-court, formé de cinq pieces ovales qui subsistent après les pétales. Il y a cinq pétales égaux, alongés, écartés les uns des autres, accompagnés d'un nectaire qui consiste en cinq écailles ovales, velues, implantées à la base des filets des étamines : les filets, au nombre de dix, sont égaux, très menus, aussi longs que les pétales, & surmontés de sommets oblongs, qui ont une position à peu près horizontale. Cinq embryons de forme ovale, qui ne sont que des filets & qui égalent la longueur des pétales, sont joints ensemble sur un placenta charnu & orbiculaire : il leur succede cinq fruits de forme ovale, obtus, écartés les uns des autres, & placés vers les bords du placenta, où ils s'inferent ; ils sont séparés intérieurement en deux loges, dont chacune renferme une semence unique & à peu près ronde : la tige de l'arbre est cylindrique & cendrée; elle produit peu de branches & de rameaux : les jeunes pousses ont l'écorce verte & très-légérement pointillée de blanc; les feuilles sont alternes, composées de trois ou quatre rangs de folioles, rarement bien opposées; ces folioles n'ont point de pétales, & sont attachées sur un long filet commun, lequel est bordé d'une feuille membraneuse assez large, & se termine par une pointe fine & molle. La forme de chaque foliole est en ovale alongé; elle est très-entiere, lisse, terminée en pointe, marquée de quelques veines ou fibres longues comme le doigt, large d'environ deux pouces, d'un vert gai. Avant son développement, elle est pliée en deux, en sorte que les côtés sont paralleles; ces folioles subsistent souvent jusqu'à la fin de l'automne. M. Linnæus a observé que dans les serres il se forme presque toujours sur les folioles des insectes semblables à ces especes de gales nommés punaises, qui affectent les feuilles des orangers & de quelques autres arbres de serre. La racine du quassi est grosse comme le bras, & blanchâtre en dedans; mais elle jaunit à l'air. On y trouve intérieurement de l'aubier sans bois, & de la moelle qu'on ne peut séparer d'ensemble. Son écorce est fine, grise, raboteuse, & comme gersée en quelques endroits. Par cette description, il est clair que le quassi n'appartient pas au genre du *sapindus*, comme quelques-uns ont parlé, ni à celui du *zigophyllum*, ainsi que M. Rolander l'avoit voulu insinuer.

Le bois de quassi, ou plutôt sa racine, qui est la seule partie en usage de cet arbre, n'a point d'odeur; mais il est très-amer; aucun médicament n'en approche par l'amertume : cependant il n'est pas styptique, qualité qu'on reproche, à juste raison, au quinquina. Essayez, Monsieur, de mettre sur votre langue la moindre larme de ce bois, quand même elle ne seroit pas plus épaisse qu'une feuille de papier, un peu plus grande qu'une semence de melon; aussi-tôt vous vous appercevrez dans la bouche d'une amertume si grande, qu'à peine pourrez-vous même en imaginer une pareille. Elle n'est pas de ces amertumes qui passent à l'instant; elle dure très long-temps : on diroit même qu'elle pénetre au travers de la propre substance de la langue. La simple infusion du quassi fait le même effet : mettez seulement un scrupule de sa poudre dans une livre d'eau chaude; vous lui communiquerez par là une telle amertume, que vous en serez même étonné. Cependant la saveur amere de ce bois n'est pas désagréable : ôtez-le de la bouche, il vous y reste un petit goût qui flatte. Quand vous voudrez prescrire en même temps tout ce qu'il y a de plus amer & de plus agréable, ordonnez le bois de quassi.

Ce bois, si on en juge par sa saveur, doit être balsamique; car on appelle balsamique tout ce qui peut, par son amertume, résister aux acides & à la putréfaction, les deux principes destructeurs des végétaux & des animaux; sans contredit, le bois de quassi est de cette classe, & même le premier. Quand je vous dis, Monsieur, que les amers résistent à l'acide & à la putréfaction, je n'avance rien que je ne sois en état de prouver, & même par l'expérience quotidienne. Ne met-on pas ordinairement, pendant l'été, de l'absynthe dans la biere, pour la garantir de l'acide ? Pourquoi fait on aussi cuire du houblon avec la biere, si ce n'est pour la conserver plus long-temps & pour empêcher qu'elle ne s'aigrisse ? Quand un vin commence à tourner à l'aigre, les Marchands de vin ont grand soin de le rétablir par les amers; ils le vendent même pour lors comme stomachique. Ce que je dis de la vertu des amers sur les acides n'est pas moins réel quant à la putréfaction des corps. Quand on veut conserver la chair des animaux & la garantir de la putréfaction, qu'y-a-t-il de meilleur que de l'envelopper de scordium ? On conserve, pendant plusieurs siecles, des cadavres sains & entiers, en les saupoudrant de myrrhe & d'aloès : aussi la myrrhe & l'aloès sont, sans contredit, très-amers. Le quaſſi, qui eſt amer au premier degré, eſt donc balſamique; mais s'il eſt balſamique, il eſt encore, par la même raiſon, ainſi que les autres amers, tonique & ſtomachique; on peut donc l'employer dans tous les cas où les amers conviennent : auſſi s'en ſert-on dans l'Amérique pour les fievres intermittentes, continues, malignes, & putrides. La phyſiologie diſtingue dans le ſang deux ſortes de ſubſtances, la rouge & la ſéreuſe : la rouge tend à la putréfaction, & la ſéreuſe à l'acide. Quand cette derniere eſt viciée, elle devient donc acide, & à un tel point, qu'elle ſe manifeſte même à l'extérieur, comme vous pouvez le remarquer dans les fievres tierces & intermittentes. Ceux qui ſont attaqués de ces maladies, ont les humeurs acides; leur ſueur répand même une telle odeur, que, pour peu qu'on ſoit verſé dans la Médecine pratique, on ne peut ſe tromper ſur les caracteres de leurs maladies. C'eſt par les amers qu'on enleve cette acidité : auſſi ordonne-t-on, comme ſpécifique dans ces cas, le quinquina, à cauſe de ſon amertume. On ſe ſervoit anciennement, avant ſa découverte, pour la même fin, de la gentiane, de la petite centaurée, de la camomille, de la féve de Saint-Ignace, &c. Les amers ne conviennent pas moins, Monſieur, dans les fievres continues, qui ſont, à ſtrictement parler, de vraies fievres intermittentes : elles ont de même leur paroxiſme; mais ces paroxiſmes ſe ſuccedent tellement les uns aux autres, qu'à peine un eſt-il paſſé, que l'autre recommence.

On a remarqué que dans la plupart de ces fievres, le quinquina n'y étoit pas néanmoins d'une grande efficacité; que souvent même il pouvoit y devenir nuisible, sur-tout lorsque l'inflammation se mettoit de la partie. Il n'en est pas de même du quassi; il réussit toujours à merveille dans ces cas. Des gens dignes de foi ont été témoins mille & mille fois à Surinam de ses vertus dans toutes les fievres inflammatoires, putrides, malignes, & autres de pareille nature. On auroit bien de la peine, au dire des gens de ce pays, de trouver un remede capable de remplacer le bois de quassi.

Quand vous conseillerez le quassi, Monsieur, vous pouvez l'ordonner sous différentes formules, ou en poudre, ou en pilules, ou en électuaire. Notre esclave negre rapoit cette racine & la mettoit en digestion, pendant un ou deux jours, dans de l'eau-de-vie de France, & en un lieu tiede, puis il décantoit & filtroit la teinture qui en résultoit, & il la donnoit seule au malade. Je pense cependant, avec M. Linnæus, qu'il seroit plus à propos de la donner en infusion. Voici, Monsieur, comme je la prescrivois. Je faisois infuser, pendant une petite heure, dans une livre d'eau de fontaine bouillante, un gros de cette racine rapée, & je faisois prendre au malade une once de cette infusion de deux en deux heures; rien n'empêche qu'on ne puisse porter la dose jusqu'à deux, trois, ou quatre onces : on n'a rien à risquer de ce remede, qui n'est ni caustique, ni corrosif, ni même styptique; il n'est nullement

ment dangereux, & est très-analogue à la substance de notre corps. On pourroit, au lieu d'eau, le faire infuser dans du vin.

Le quassi ne convient pas seulement dans les fievres, il peut encore être très-utile dans d'autres maladies qui reconnoissent aussi pour cause l'acide, telles que l'hypocondriacie, les fleurs blanches, la goutte, & même le sphacele. Avant de finir cette Lettre, je vous ferai part de trois observations pour connoître les bons effets du quassi.

Un vieillard, âgé de quatre-vingts ans, dit M. Linnæus, s'étant exposé, après avoir eu bien chaud, à un air froid, fut tout à coup saisi d'une grande fievre qui ne lui laissoit aucun relâche, tant les paroxismes se succédoient les uns aux autres. On appela le Médecin; l'indication étoit de lui faire prendre l'*ipecacuanha* ou quelque émétique; mais son grand âge & sa foiblesse étoient pour le Médecin une contre-indication : il ne put aussi lui faire prendre le quinquina, tant le malade avoit d'aversion pour ce remede; il se détermina pour lors à lui prescrire de l'infusion de quassi à toutes les heures du jour. Le malade n'en eut pas plutôt fait usage, que dès le lendemain la fievre disparut. Un homme sujet à la goutte, dit aussi M. Linnæus, & âgé de soixante ans, fut attaqué tout à coup d'un asthme métastatique, occasionné par une goutte remontée : il ressentoit de vives douleurs dans la région de la poitrine & du bas-ventre; son asthme étoit si violent, qu'on croyoit à tout moment que le malade expiroit. On appela le Médecin; il lui ordonna l'infusion de la racine de quassi : le malade fut soulagé quelques heures après en avoir pris; le paroxisme de l'asthme cessa, & les douleurs de la poitrine & du bas-ventre diminuerent de beaucoup.

Une femme, âgée de trente ans, étoit attaquée, depuis quelques jours, d'une colique violente : elle fit appeler un Médecin. On employa les lavemens & autres remedes indiqués dans ces cas; rien ne calmoit : les urines de la malade étoient crues. On lui ordonna même du quinquina & en substance & en infusion, & toujours sans succès; enfin on lui donna l'infusion de quassi. Ce remede fut le seul qui opéra: la malade en prit une livre le premier jour; en peu de jours le calme succéda aux douleurs violentes.

Vous pouvez conclure, Monsieur, de quelle utilité seroit le bois de quassi dans la Médecine. Quelle ressource les Médecins ne trouveroient-ils pas dans un bois aussi efficace ? Il seroit à souhaiter que nos Pharmaciens tinssent de ce bois dans leur boutique.

LETTRE sur l'acmelle & quelques autres végétaux, regardés comme spécifiques contre la pierre, la gravelle, & la colique néphrétique.

JE vous ai, Monsieur, entretenu précédemment d'un bois bien intéressant pour l'humanité; je vous destine, pour l'objet de cette Lettre, une plante qui ne lui cede en rien pour les avantages qu'elle peut nous procurer dans la guérison de nos maladies. Cette plante se nomme *acmelle* ; elle nous vient de l'île de Ceylan, qui est sous la domination hollandoise : on la connoît en Botanique sous les noms de *verbesina acmella. Linn. Sp. Plant.* 1271 ; *ceratocephalus ballotes foliis. Vaill. act.* 600. Elle est annuelle : sa racine est blanche & fibreuse, sa tige est haute d'environ un pied, distribuée par branches épanouies & garnies de feuilles posées par paire, oblongues, semblables à celles du *lamium* ou ortie morte ; ses fleurs sortent de l'extrémité des branches, & sont composées d'un grand nombre de petites fleurs jaunes variées, qui forment, en s'unissant, une tête portée par un calice à cinq feuilles. Quand les fleurs sont passées, il leur succede des semences d'un gris obscur, longues, lisses, excepté celles du sommet, & garnies d'une longue barbe qui les rend fourchues. Un Chirurgien-Major de l'hôpital militaire de Colombo, qui est un des premiers qui ait fait connoître cette plante, dans une Lettre écrite au Professeur de Botanique de Leyde, distingue trois especes d'acmelle, toutes différentes les unes des autres, sur-tout par la couleur des feuilles. Il y a, selon lui, une espece qui a la graine noire & les feuilles longues. C'est de cette espece dont je vais vous exposer les vertus. Elle est la plus usitée dans le pays : on se sert avec succès, pour la pierre & la gravelle, de sa graine & de sa feuille, quoiqu'on puisse aussi employer sa tige, sa racine, & ses branches.

On cueille dans l'île de Ceylan les feuilles

de cette plante avant que les fleurs paroissent, & on les fait sécher au soleil : elles se prennent de deux façons ; en poudre, avec un véhicule convenable, ou en infusion théiforme : souvent on fait infuser sa racine, ses tiges, & ses branches dans l'esprit de vin, que l'on distille ensuite. On fait encore un extrait avec la racine, & on tire de la plante un sel qui est reconnu pour très-bon dans les pleurésies, les coliques, & les fievres : on vante sur-tout la teinture d'acmelle faite avec de l'esprit de vin, & prise deux ou trois fois par jour dans un verre de vin ou dans quelque décoction antinéphrétique. On prétend que rien n'est meilleur que cette teinture pour faciliter l'évacuation du gravier & dissiper promptement la gravelle. Un Officier digne de foi a assuré, en 1690, à la Compagnie des Indes Orientales de Hollande, avoir guéri, par l'usage de cette plante, plus de cent personnes attaquées de la pierre & de la colique néphrétique. Son témoignage est d'autant plus sûr, qu'il a été confirmé par celui du Gouverneur même de l'île de Ceylan & par le Chirurgien-Major du lieu.

Linnæus, dans sa Matiere médicale, parle de l'acmelle comme d'une plante balsamique, amere, ayant l'odeur & la saveur du sigesbeckia qui nous vient de Virginie, & qui s'accommode très-bien à notre climat. Cette plante, dit-il, quoiqu'inusitée, n'en est pas moins précieuse ; elle est, selon lui, anodine, atténuante, diaphorétique, diurétique, & emménagogue : elle convient très-bien, ajoute-t-il, dans l'hydropisie, la strangurie, le calcul, la goutte, les fleurs blanches, & la pleuréfie. Le figefbeckia a prefque les mêmes vertus, & eft pareillement très-bien indiqué dans les mêmes cas; auffi pourroit-on le fubftituer à l'acmelle, qui eft, à proprement parler, le bidens de l'île de Ceylan.

Le calcul, la gravelle, & la colique néphrétique font des maladies d'autant plus déplorables, qu'on a bien de la peine à trouver dans la matiere médicale des remedes affez puiffans pour pouvoir les combattre; le plus fouvent même elles nous occafionnent la mort. Si l'acmelle a la vertu de guérir ces maladies (& qui en peut douter, Monfieur, après le récit des vertus de cette plante, confirmées par le témoignage du Gouverneur même de l'île de Ceylan?), que peut-on trouver de plus utile pour l'humanité? Pourquoi priver plus long-temps les habitans de ce continent d'une plante qui leur feroit fi avantageufe? Quelle récompenfe ne mériteroit pas celui qui, après avoir conftaté fur les lieux les vertus qu'on lui attribue, la répandroit par tout l'univers? Mais, Monfieur, à quoi bon aller chercher fi loin une plante qui a ces vertus? N'en avons-nous pas une auffi efficace en Europe? C'eft de la bufferolle dont je veux vous parler; elle eft connue plus particuliérement fous le nom d'*uva urfi*. M. Haën, grand Praticien au Collége de Vienne en Autriche, nous a fait part, depuis neuf à dix ans, des vertus de cette plante pour le calcul & la colique néphrétique : plufieurs Médecins s'en font fervis efficacement pour les mêmes maladies. Le *Journal de Médecine* & le

Gazette salutaire, sont pleins d'observations qui constatent les bons effets de cette plante. Je m'en suis servi moi-même en plusieurs occasions ; j'ai toujours eu lieu de m'en louer....

Il y a même trois ou quatre ans que M. Rigué, Curé du village d'Allianville, près de Neufchâteau, étant attaqué depuis long-temps de la gravelle, sans avoir pu jusqu'alors se procurer aucun soulagement, se trouvant pour lors dans un de ces paroxismes violens, qui ne le laissoient reposer ni jour ni nuit, ne pouvant être assis ni marcher, & étant obligé de se tenir debout comme courbé, & appuyé sur les bras de deux personnes, me consulta par lettres. Après avoir détaillé l'état terrible où il se trouvoit, il m'y faisoit le narré exact des remedes qu'il avoit employés, & toujours, disoit-il, sans succès : ni la saignée, ni les bains, ni les fomentations émollientes, ni la tisane pectorale & apéritive, n'avoient pu même adoucir ses douleurs. Il n'urinoit point ; & quand il parvenoit à pouvoir le faire, ce n'étoit que goutte à goutte. Voyant que ce malade avoit employé tous les remedes que la Médecine pratique indique, je me déterminai à lui conseiller l'usage de l'*uva ursi* ; & comme cette plante ne se trouvoit pas dans le pays qu'il habitoit, je lui en envoyai aussi-tôt par l'Exprès qui m'avoit rendu sa lettre : je lui en donnai en branches & pulvérisée. Je lui prescrivis tous les jours, matin & soir, un gros de sa poudre dans un gobelet de tisane pectorale. Le malade ne fit usage qu'une ou deux fois de cette plante pulvérisée, par l'aversion qu'il eut pour cette boisson : au lieu de prendre la busserole en poudre, il la fit bouillir dans des bouillons de mou de veau, & il en prit la décoction plusieurs fois le jour. Au bout de quatre ou cinq jours qu'il usa de cette décoction, il se trouva soulagé; il rendit des urines épaisses & chargées de gravier; & le quinzieme jour de l'usage de ce remede, il lui sortit, par le canal de l'uretre, une petite pierre, mais cependant assez grosse pour ne pouvoir se donner facilement issue; le malade fut encore obligé de recourir à un Chirurgien pour en faciliter la sortie. Aussi-tôt que cette pierre fut évacuée, M. Rigué se trouva totalement soulagé. Il bénit encore tous les jours le Seigneur, dit-il dans une de ses lettres, de lui avoir procuré un remede aussi merveilleux. Je communiquai dans le temps, en faveur de l'humanité, les lettres qui annonçoient l'entiere guérison du malade, au Professeur royal de Botanique de Pont-à-Mousson, qui fit soutenir à l'instant une these sur les vertus lithontriptiques de l'*uva ursi*.

Un Religieux tiercelin de la Maison de Nancy, âgé de soixante-douze ans, attaqué depuis près de vingt ans de la gravelle, dont il n'avoit pu se guérir, malgré tous les secours de la Médecine, vint me consulter : à peine pouvoit-il marcher, même avec une canne, lorsqu'il se rendit chez moi, tant il étoit accablé du poids des années & de la douleur du mal. Je lui conseillai pour lors, matin & soir, un gros de la poudre d'*uva ursi* dans un gobelet de tisane pectorale : il en fit usage pendant près de six semaines, s'en trouva si bien, qu'il quitta la canne & marcha aussi droit qu'un jeune homme qui jouit de la plus parfaite santé. Il s'est toujours rendu depuis ce temps aux exercices de son état, chose qu'il n'avoit pu faire depuis long-temps.

Une fille, âgée d'environ vingt-quatre à vingt-cinq ans, attaquée depuis long-temps de colique néphrétique qui la tourmentoit vivement, vint me consulter, il y a deux ou trois ans, sur cette maladie. J'eus recours à cette plante, dont j'avois remarqué, à différentes fois, le succès ; je la lui prescrivis de la façon ci-dessus. Le remede opéra ; dès le troisieme jour elle se trouva soulagée.

Je ne finirois pas, Monsieur, si je voulois vous rapporter les différentes cures que j'ai opérées par le moyen de l'*uva ursi*. Les trois que je viens de vous rapporter suffisent pour vous démontrer les vertus de ce remede.

L'*uva ursi* est fort commun en Lorraine sur les montagnes de Remiremont (*Voyez mon Tournefortius Lotharingiæ*). Cette plante croît aussi sur les montagnes de Geneve, le mont Credo, le mont Pilat, dans les Pyrénées, & aux environs de Vienne en Autriche.

On trouve aussi en Lorraine une autre espece de plante qui a la même vertu que l'*uva ursi*, & qui est fort commune aux environs d'Epinal : cette plante se nomme dans le pays *brimbelle, vitis idæa foliis oblongis crenatis*. Pin. *vacinium myrtillus*. Linn. On emploie ses baies pour teindre le vin. M. Thierry, Médecin consultant du Roi, me fit remarquer que la brimbelle étant à peu près de la même nature que l'*uva urſi*, pourroit bien auſſi en avoir les propriétés ; qu'il ſe rappeloit qu'étant enfant, il mangeoit en quantité des baies de cet arbuſte, & qu'il n'urinoit jamais ſi bien que quand il en avoit beaucoup mangé. Sur cette obſervation, je m'informai dans le pays d'Epinal ſi cette plante avoit conſtamment une vertu diurétique : j'appris ſur les lieux qu'on n'avoit jamais vu d'enfant, parmi ceux qui avoient mangé journellement des baies de brimbelle, avoir eu la gravelle ; que même cette maladie étoit fort rare dans le canton. Je conclus donc avec M. Thierry, qu'on pouvoit employer, au lieu d'*uva urſi*, le *vitis idæa*. Je ne manquai pas d'en faire uſage à la premiere occaſion qui ſe préſenta.

Un homme, âgé d'environ cinquante-cinq ans, attaqué depuis long-temps de la gravelle & d'une colique néphrétique, ayant conſéquemment beaucoup de peine à uriner, vint me conſulter ſur la fin de Septembre de l'année précédente. Je lui preſcrivis pour tout remede de la décoction des feuilles, bois & baies de brimbelle matin & ſoir : le malade en fit uſage pendant environ un mois ou ſix ſemaines, au bout duquel temps il ſe trouva parfaitement guéri. Je vous invite, Monſieur, à réitérer cette expérience, ſi vous en trouvez jamais l'occaſion ; vous rendrez par-là un grand ſervice à l'humanité.

On a renouvelé auſſi de nos jours un remede pour la gravelle, qui eſt l'infuſion théiforme de la ſemence de carotte ſauvage. Un Curé aſſure, dans les nouvelles publiques, s'en être ſervi avec ſuccès. Nous avons quelques exemples de personnes qui s'en sont toutes bien trouvées, & notamment un habitant de Dammartin, à sept lieues de cette Capitale: mais comme la semence de carotte sauvage est de la classe des semences chaudes, il y a à craindre qu'elle ne devienne trop irritante dans une maladie où il ne s'agit que d'adoucir & de relâcher. C'est pour raison de cet inconvénient qu'on ne fait plus actuellement usage de la chausse-trappe, dont on a si fort exalté le mérite dans le Languedoc, de même que de la racine de carline, qui est trop échauffante. Il n'en est pas de même, Monsieur, de l'*uva ursi*, ni du *vitis idæa* ; ces deux plantes n'ont en elles aucun principe capable d'irriter; leurs baies passent même pour rafraîchissantes: mais comment ces plantes agissent-elles dans le calcul ? C'est-là le problême qu'il n'est pas facile de résoudre : du moment que nous voulons entrer dans la théorie des médicamens, nous devons commencer à reconnoître notre ignorance. Combien d'effets ne voit-on pas tous les jours dans la Nature dont on ignore les causes!

Vous voyez, Monsieur, par les vertus de l'*uva ursi* & du *vitis idæa*, que j'ai eu raison de dire qu'il étoit inutile de recourir à l'acmelle pour la guérison de la pierre & de la gravelle. Il en est de même de toutes les autres maladies: nous trouvons dans nos plantes indigenes de quoi remplacer les plantes exotiques.

LETTRE sur une nouvelle eau vulnéraire.

L'EAU vulnéraire, Monsieur, est d'un si grand secours dans les campagnes, que je ne crains pas de vous en entretenir aujourd'hui, comme d'un objet digne de votre attention : chacun la fait différemment. Vous avez peut-être aussi, Monsieur, une méthode particuliere. Elle se nomme communément *eau d'arquebusade*. C'est une eau distillée, dans laquelle on fait entrer un grand nombre de plantes, la plupart vulnéraires, & quelques-unes céphaliques & odorantes. On emploie cette eau, comme vous savez, extérieurement, pour bassiner les plaies & les ulceres, & même pour seringuer dans les plus profondes qu'il faut nettoyer. On s'en sert aussi intérieurement, lorsqu'il y a quelque soupçon de sang caillé par la rupture de quelques vaisseaux.

Parmi les différentes dispensations d'eau vulnéraire, la plus utile & la meilleure est, sans contredit, celle qu'a adoptée M. Chomel. On prend, suivant qu'il le rapporte dans son *Abrégé de l'Histoire des Plantes usuelles*, des racines & feuilles de grande consoude, des feuilles de bugle, de brunelle, de sanicle, de plantain, l'œil-de-bœuf, de millepertuis, de véronique, de millefeuilles, de sauge, d'origan, de calament, d'hyssope, de menthe, d'armoise, d'absynthe, de bétoine, de grande scrophulaire, d'aigremoine, de scabieuse, de verveine, de fenouil, de petite centaurée, de nicotiane, d'aristoloche, de clématite & d'orpin, de chacune, tout épluchée, deux ou trois poignées; racines d'aristoloche ronde & longue concassée, de chacune une once: on hache les herbes & les fleurs, & on met le tout dans un vaisseau; on verse par-dessus suffisante quantité de bon vin blanc, en sorte qu'il surnage de deux ou trois doigts. On laisse les herbes en digestion dans un lieu chaud pendant deux ou trois jours; on les fait ensuite distiller, jusqu'à ce qu'on ait retiré environ le tiers de la liqueur qu'on y a employée, & on la garde dans une cruche bien bouchée. Plusieurs personnes choisissent le temps des vendanges pour faire leur eau vulnéraire; elles mêlent leurs herbes avec du raisin, & les laissent fermenter ensemble pendant environ un mois; souvent elles y ajoutent, pour rendre la liqueur plus forte, quelques pintes d'eau-de-vie; après quoi elles distillent le tout. La premiere eau qu'on retire par la distillation de ce mélange est très-spiritueuse; on la nomme *eau vulnéraire double*. Celle qui vient sur la fin de l'opération est moins chargée de principes volatils & sulfureux, & s'appelle pour cette raison *eau vulnéraire simple*: il faut avoir soin de ne la pas mêler. Si l'on veut avoir une eau vulnéraire plus détersive, on peut dissoudre dans cette eau le sel fixe tiré par la lixiviation du marc des herbes seches & réduit en cendres. Par ce moyen, on a une eau excellente pour les ulceres & les vieilles plaies; mais il n'en faut pas prendre pour lors intérieurement: l'eau vulnéfaire faite avec le vin blanc, est recommandée pour l'intérieur; sa dose est d'une ou de deux onces dans les chutes considérables, pour prévenir les dépôts intérieurs. L'eau vulnéraire, dont je viens de vous donner la composition, est, comme vous pouvez voir, chargée d'une quantité de plantes dont les vertus sont à la vérité bien constatées, mais dont quelques-unes suffiroient pour produire le même effet, en augmentant leur dose. Défunt mon pere ne se servoit que de quatre plantes pour faire son eau vulnéraire: j'ai cependant vu opérer, par le moyen de cette eau, une infinité de cures chirurgicales; on venoit en chercher chez lui de toute part, & toujours gratuitement. On sait que les pauvres gens sont sujets à mille accidens auxquels ne sont pas exposés les riches. On appeloit cette eau, dans le pays Messin, l'*eau de Buc'hoz*. Combien de gens, dans un état désespéré, n'y ont-ils pas trouvé leur guérison? Cette eau ne s'emploie pour l'ordinaire qu'à l'extérieur: vous ne pouvez, Monsieur, en faire assez de cas. C'est par amitié pour vous & par amour pour mes semblables, que je vais vous donner son procédé chimique. Que d'autres cherchent à s'enrichir par leurs découvertes; pour moi, le bien de l'humanité est ce qui m'est le plus cher; j'y sacrifierai toujours mes intérêts. *L'eau de Buc'hoz*, je la nomme ainsi du nom de mon pere qui en faisoit usage, suivant la dénomination qu'on lui avoit donnée dans le pays, est très-bonne contre toutes sortes de plaies, de blessures, de contusions, contre les ulceres, tant invétérés que nouveaux, &

même contre la gangrene : elle feroit par conféquent d'une grande utilité dans les armées & les hôpitaux militaires. Voici la méthode pour préparer cette eau.

On prend des feuilles de nicotiane, d'ariftoloche, d'*illecebra* & de morelle, de chacune parties égales : on mêle & on hache le tout enfemble ; enfuite on le met dans un vafe bien bouché, & on l'imbibe de vin blanc, en forte que le vin furnage d'un bon pouce : on laiffe le mélange en digeftion pendant quinze jours, & on le diftille fuivant l'art. La premiere eau qui en provient eft très-fpiritueufe, vulnéraire, anti-feptique, & très-propre à être employée dans les cas indiqués dans cette Lettre.

Vous connoiffez, Monfieur, les vertus vulnéraires & anti-feptiques de la nicotiane, qui eft une des plantes qui entrent dans cette eau : elle eft ainfi appelée du nom de M. Nicot, Ambaffadeur de France en Portugal, qui le premier l'a fait connoître. Il fit femer en 1561 de la graine de cette plante dans fon jardin de Lifbonne ; elle y crut parfaitement bien, & s'y multiplia beaucoup. Un des Pages de cet Ambaffadeur fit par hafard l'effai de cette plante ; il en appliqua le jus & le marc fur un ulcere malin, connu fous le nom de *noli me tangere*, qu'un de fes parens avoit au nez ; cette guérifon fe fit même fous les yeux de l'Ambaffadeur & des plus habiles Médecins du pays, qui en voulurent être les témoins oculaires. Le Cuifinier du même Ambaffadeur fe coupa prefque entiérement le pouce avec un grand couteau de cuifine : il eut recours à cette plante,

& la plaie fut bientôt guérie. Ces deux cures mirent la nicotiane en réputation à Lisbonne; on ne parloit plus que d'elle, ainsi qu'il est d'ordinaire en pareil cas. Un Gentilhomme de campagne ayant depuis deux ans un ulcere à la jambe, en fit usage pendant dix ou douze jours, & il fut radicalement guéri. Une femme dont le visage étoit entiérement couvert d'une dartre en croûte, fut aussi guérie par cette plante, en appliquant le jus & le marc sur la partie affectée. Le fils d'un Capitaine ayant les écrouelles, fit usage de l'herbe miraculeuse qu'on cultivoit dans les jardins de l'Ambassadeur; aussi-tôt qu'il en eut appliqué sur les endroits scrophuleux, il s'apperçut du changement de mal en bien, & enfin il fut radicalement guéri. Depuis ce temps, Monsieur, les vertus de cette plante ne se sont pas démenties. On en cultivoit quelques pieds dans la maison de campagne de mon pere, située au village de Marly, & même en très-petite quantité, autant qu'on le peut, par les Ordonnances du Roi, pour être uniquement employés en médicamens. On employoit chez lui cette plante en herbe: lorsqu'elle étoit fraîche, on en exprimoit le jus, on en imbiboit la partie malade, & on appliquoit le marc par-dessus. On se servoit en hiver de l'eau distillée; on préparoit aussi avec cette plante des baumes, des onguens, des poudres, &c. De quelque façon qu'on employât cette herbe, rien ne pouvoit lui résister, contusions, plaies, blessures, ulceres, charbons, gangrene, écrouelles, & autres maladies chirurgicales & de la peau.

Cependant, pour procéder avec méthode dans la cure de ces maladies, il est à propos d'employer les remedes généraux, pour éviter les métastases, sur-tout quand ce sont des dépôts, abcès, ulceres invétérés : les remedes généraux sont les saignées & les purgations réitérées.

La nicotiane est annuelle : elle croît naturellement dans l'Amérique ; c'est une espece de tabac. Celle qu'on doit cultiver par préférence pour la Médecine, est celle dont les feuilles sont épaisses, obtuses, glutineuses, couvertes d'un duvet, & dont la fleur est d'une couleur jaune & pâle. Les Botanistes la nomment *nicotiana minor*. Pin. *nicotiana rustica*. Linn. *herbe à la Reine*. Il seroit à souhaiter que l'usage de cette plante se rétablît ; il n'y auroit pas tant d'amputations, & ce n'est qu'au détriment de l'humanité qu'elle a été totalement négligée.

L'illecebra, *sedum minus acre flore luteo. Tourn.* La petite joubarbe est aussi une des plantes qui entrent dans l'eau vulnéraire de Buc'hoz : elle n'est pas moins bonne que la précédente ; c'est une petite plante qui croît par toute la France, aux lieux pierreux, sablonneux, & sur les vieilles murailles ; on en voit beaucoup en Lorraine. Le Docteur Marquet, ce Théophraste de la Lorraine, a prouvé, par une infinité d'expériences & d'observations, à la Société Royale des Sciences & Belles-Lettres de Nancy, que l'*illecebra* est un vrai spécifique contre le cancer, le charbon, & la gangrene, maladies d'autant plus terribles, qu'on n'avoit encore pu, avant lui, y trouver de remedes convenables.

L'aristoloche,

L'aristoloche, *aristolochia clematitis dicta*. Pin. qu'on trouve en quelques endroits de la France, est aussi une bonne plante vulnéraire. M. Doron, Médecin de Saint-Diez & de la Principauté de Salm, l'a associée avec l'*illecebra* contre les plaies, ulceres, & abcès.

La morelle est la derniere de celles qui entrent dans notre eau vulnéraire : on ne l'emploie pas pour l'ordinaire à l'intérieur, mais elle est excellente pour l'extérieur. On vante beaucoup son suc agité dans un mortier de plomb pour calmer les douleurs du cancer, tant ulcéré que non ulcéré. On applique aussi avec succès cette herbe pilée sur les hémorrhoïdes irritées ou enflammées. Cette plante se nomme *solanum officinarum acinis nigricantibus*. Pin. Elle est annuelle, & croît dans les endroits incultes, dans les vignes, aux bords des chemins.

Une eau vulnéraire, composée de plantes dont la vertu est si certaine, peut-elle être dénuée de mérite ? La raison dicte le contraire, quand même l'expérience ne l'auroit pas encore démontré. Que sera-ce donc quand l'expérience le confirme comme dans les cas présens ? Vous ne pouvez donc, Monsieur, mieux faire que d'en faire distiller pour vos campagnes. Si elle est utile pour les hommes, elle n'est pas moins utile pour les bestiaux. Ils sont sujets à des plaies, ulceres, blessures & contusions : quel meilleur remede peut-on employer pour lors que notre eau vulnéraire ?

LETTRE *sur un tænia que* M. BUC'HOZ *a rendu.*

QUAND je vous ai envoyé, Monsieur, des dissertations sur le tænia, je ne pensois pas devoir être un jour dans ce cas : cependant, pour mon malheur, je ne suis que trop infecté d'un pareil animal, qui, sans contredit, exerce, depuis fort long-temps, son empire sur mon misérable individu, sans que j'en aye eu même le moindre soupçon ; j'en peux bien rappeler la date à l'année 1757. J'étois pour lors à Pont-à-Mousson, j'y étudiois en Médecine. Après quelques chagrins domestiques dont je fus alors affecté, il me survint une maladie considérable, sans néanmoins aucune apparence de fievre : j'avois à chaque instant des convulsions, des crispations, un dérangement dans le cerveau, des vertiges, & même des transports. Les Médecins de cette Faculté me traiterent ; ils me firent prendre une infinité de remedes souvent opposés les uns aux autres, & ils furent à la fin obligés d'annoncer qu'ils n'entendoient rien à ma maladie. Après m'avoir néanmoins épuisé par tous les médicamens qu'ils me prescrivirent, ma convalescence fut de près de six mois : sans doute, & j'ai lieu de le présumer actuellement, c'étoit pour la premiere fois que le tænia devenoit assez fort pour pouvoir annoncer son existence dans mes intestins, quoique néanmoins, bien des années auparavant, j'étois souvent sujet à des convulsions & à des mouvemens de crispation considérables, auxquels succédoit pour l'ordinaire la syncope ; mais j'étois pour lors jeune, je n'avois qu'environ vingt ans, & malgré que je dormois souvent d'un sommeil fort interrompu, & que pendant la nuit j'avois des paveurs nocturnes & des tressaillemens de tendons, je n'y prenois pas garde : je n'ai eu, depuis 1757, aucune maladie notable jusqu'à cette année, à l'exception seulement de quelques rhumes qui me survenoient de temps en temps, & de deux fausses pleurésies, pour lesquelles je n'employois que les saignées, n'ayant pas même fait usage d'aucune purgation depuis ce temps. Je suis au surplus d'un tempérament mélancolique, tantôt d'une tristesse à être abattu entièrement, tantôt d'une trop grande joie, & je suis de la plus grande sensibilité au moindre accident fâcheux qui peut m'arriver. J'ai toujours aimé une vie ambulante ; c'est ce qui m'avoit fait jeter dans la partie de la Botanique, & m'avoit engagé à parcourir toutes les Provinces du Royaume, pour faire la recherche des productions naturelles & économiques qui s'y trouvent. Il est bon de vous observer ici que je n'ai jamais eu ces passions ordinaires qui regnent parmi le commun des hommes ; mon unique goût a toujours été l'étude & des occupations sérieuses : je n'ai mené, pour ainsi dire, une vie fixe que depuis quatre ans & demi que je me suis établi dans cette Capitale ; & pour m'y fixer, j'ai été même obligé de former avec vous ce commerce épistolaire, & de me lier par des conventions avec des tiers pour publier l'*Histoire Economique & Naturelle de la France*. Les différens Dictionnaires que j'ai publiés, & qui la composent, m'ont donné souvent de l'humeur, tant par les ennemis qu'ils m'ont suggérés, que par le peu de récompense que j'en ai reçu, ayant toujours eu jusqu'à présent le déplaisir de voir mes adversaires recevoir la récompense de mes travaux, joint aux désagrémens qu'on a souvent à essuyer de la part des artistes & des ouvriers. Oh ! qu'on est malheureux quand on sacrifie tout, comme j'ai fait, pour sa patrie, biens, jeunesse, étude & état ! Peuples futurs, vous gémirez peut-être un jour sur mon sort ; mais que je serve au moins d'exemple à ceux d'entre vous qui voudront embrasser la même carriere que moi ! Que n'ai-je pas eu à essuyer de l'envie, ou, pour me servir de termes plus expressifs, de la rage de mes ennemis ! Il ne falloit rien moins que cela pour me rendre colérique, comme je l'ai été quelquefois, & même souvent insupportable à moi-même ; car je fais ici ma confession publique. Mais je reviens à ma maladie; tous ces détails ne sont pas inutiles à mon observation ; il est même très-essentiel d'observer, qu'après avoir mené une vie ambulante presque pendant toute ma vie, ou, pour mieux dire, depuis que j'ai eu terminé mes études, je me suis trouvé tout à coup obligé d'en mener une sédentaire dans cette Capitale. J'y ai néanmoins vu plusieurs malades, notamment ceux affectés de maladies de poitrine ; ce qui a été la seule dissipation que je m'y suis donnée, n'allant à aucun Spectacle, pas même aux promenades, & étant renfermé dans un cabinet au milieu d'un tas de livres que je n'ai peut-être que trop augmentés pour ma propre santé, par ceux que j'ai moi-même fait imprimer, tant de ma composition que de celle de M. Marquet mon beau-pere.

Au mois de Juin 1776, je tombai tout à coup dans la mélancolie la plus affreuse. Ne sachant que faire de ma personne, je me déterminai à voyager; mais au retour de mon voyage, ma mélancolie recommença : le 24 Novembre, je tombai tout à coup dans une tristesse affreuse, dans un abattement total de mes forces, & j'étois tourmenté de vertiges. Cependant le lendemain je tâchai de me traîner au Jardin royal des Plantes pour me dissiper : mais à peine ai-je pu en revenir. Quand je fus un peu remis de ma fatigue, & que je me fus réchauffé, j'envoyai chercher M. Puisard, Chirurgien, pour me saigner : il me fit une saignée du bras, mais il ne me tira que très-peu de sang. L'ayant prié de venir réitérer le lendemain ; cette saignée, loin de produire en moi l'effet auquel je m'attendois, ne contribua qu'à augmenter mon mal. Je ressentois dans la bouche un goût de bile, j'avois la langue extrêmement chargée, j'étois affectée d'une grande douleur de tête, avec un léger mouvement fébril. Je me déterminai en conséquence, au lieu de me faire resaigner (c'étoit le 26 Novembre), de prendre un vomitif : je pris donc du tartre émétique en lavage ; j'en délayai cinq grains dans trois gobelets d'eau tiede ; je pris le premier vers les neuf heures du matin : il me fit vomir environ un verre de matiere glaireufe mêlée de fang ; je bus enfuite de l'eau tiede : mais comme le premier gobelet ne parut pas plus actif, je pris le fecond vers les dix heures, & enfuite beaucoup d'eau tiede. Je ne rendis de ce gobelet & de toute l'eau que je bus, qu'environ un gobelet de fubftance liquide, & précifément de la même couleur & du même goût que celle que j'avois prife, fans aucune apparence de bile. Je me déterminai en conféquence à prendre le troifieme gobelet d'eau minéralifée, toujours accompagnée de beaucoup d'eau tiede : mais ce gobelet d'eau minéralifée ne produifit aucun effet par le vomiffement ; il n'agit que par les felles. La premiere felle que je rendis, fut une portion confidérable de *tænia*, autrement de ver folitaire, de la longueur d'environ quinze pieds, dans laquelle on remarquoit très-bien la queue, qui avoit la figure d'une queue de fcorpion; mais il ne fe trouvoit dans cette portion aucune apparence de tête. Ma maladie ne pouvoit pour lors être mieux déclarée : depuis trois jours je gardois une diete des plus féveres, & je réfolus de la continuer, ne prenant que du liquide, fans aucun aliment folide, même fans potage.

 Je rendis dans le même jour, & pendant la nuit fuivante, plufieurs autres felles, dans lefquelles on remarquoit toujours quelques parcelles de *tænia* ; le lendemain je me mis à l'ufage d'une potion vermifuge : en voici, Monfieur, la formule. *Prenez* eau de pourpier & de laitue, de chacune une once & demie; confection alkermès, un gros; poudre contre-vers, un fcrupule; huile d'amandes douces & fyrop de limon, de chacun une once, pour une potion à prendre à la cuillerée, de deux en deux heures; & pendant l'intervalle, je pris de l'infufion théiforme de fcabieufe & des bouillons. Le 28, je me purgeai avec de la caffe, de l'infufion de chicorée, de la poudre contrevers, & du fyrop de fleurs de pêcher: ce léger cathartique me fit rendre par les felles un lombric encore en vie, & fort long, & toujours quelques parcelles du folitaire. Je me contentai le 29 de la potion ci-deffus, gardant toujours la diete. Le 30, je réitérai la purgation; mais je me la prefcrivis différemment; j'y fis entrer deux gros de rhubarbe, un gros de féné, pareille quantité de fel de tartre, qu'on fit cuire avec de la racine de fougere dans de l'eau de Seine: je fis ajouter à la colature deux onces de manne, un fcrupule de poudre contre-vers, & un grain de tartre ftibié; mais cette médecine ne me fit aucun effet. Je conclus de là que je ne pouvois bien me purger, dans pareil cas, qu'avec le fel mercuriel & les réfineux: auffi me déterminai-je, quelques jours après, d'y avoir recours; mais je voulus auparavant tenter un remede que le Docteur Marquet donne pour fpécifique contre le *tænia*, par le moyen duquel il affure dans fes Ecrits avoir guéri plufieurs perfonnes de cette maladie. On prend à cet effet racines de fougere mâle, feuilles de fenouil, de rhue, de tanaifie, femences de fantoline mifes en poudre, de chacune deux gros; œthiops minéral, un gros & demi; fel d'abfynthe, un gros; réfine de jalap, deux fcrupules, avec une fuffifante quantité de fyrop d'abfynthe. On fait des pilules dont le malade prend le matin, de deux jours l'un, depuis deux fcrupules jufqu'à un gros. J'en pris, pendant deux ou trois jours de fuite, un gros; mais je ne m'apperçus pas de grands effets de ce remede; toujours même douleur de tête, langue chargée, rapports & vents, mouvemens convulfifs, infomnie, & généralement tous les fymptômes qui dénotent encore la préfence des vers : je réfolus donc de me purger le lendemain avec du mercure doux, de la réfine de jalap, & de la diagrede, à la dofe de chacun quinze grains, incorporés avec du fyrop de fleurs de pêchers, pour en faire des bols. Ces bols me firent rendre par les felles une quantité prodigieufe de férofités, avec environ un baffin de vers cucurbitains. Je me trouvai mieux de cette médecine, & c'eft de là que je date ma convalefcence.

Il eft bon auffi, Monfieur, de vous obferver que, quelque temps avant que ma maladie fe déclarât, comme j'avois de grands maux de tête & des infomnies continuelles, je prenois tous les jours des bains du pied; ce qui ne me procura aucun foulagement. Un jour, me trouvant à fouper, c'étoit précifément huit jours avant ma maladie, au premier morceau que j'avalai, je perdis la refpiration; c'étoit fans doute le *tænia* qui étoit remonté, & qui bouchoit le passage : je me trouvai dans l'état d'un homme agonisant; & sans les prompts secours qu'on m'apporta, j'aurois sans doute péri.

Comme ma purgation en bols a produit chez moi de bons effets, je me suis déterminé, Monsieur, à la répéter tous les huit jours, jusqu'à ce que je me voye entiérement délivré de cet ennemi furieux que je porte toujours avec moi, si néanmoins je peux entiérement m'en débarrasser un jour; car vous savez que dès qu'il en reste une parcelle, il n'en faut pas davantage pour donner naissance à un autre. Vous devez, Monsieur, conclure de cette observation, que la diete, le tartre stibié, les mercuriaux, les résineux sont les vrais remedes contre le *tænia*. On vante aussi beaucoup pour ces cas le sel d'étain.

LETTRE sur une nouvelle machine pour les fumigations végétales dans les maladies de la matrice, même dans la passion hystérique.

JE m'empresse, Monsieur, de répondre à la vôtre, au moment de sa réception; il suffit qu'il y soit question de la santé de Madame, pour ne pas différer d'un seul instant. J'abandonne dès à présent tout autre sujet, quelque intéressant qu'il puisse être, pour m'occuper uniquement, mon cher ami, du rétablissement de votre chere épouse. Je fais treve avec les végétaux : mais je me trompe ; c'est dans les végétaux que je veux encore trouver un remede pour la cure de sa maladie.

Il paroît, par le mémoire que vous avez joint à votre Lettre, & qui est des mieux circonstanciés, que la maladie dont Madame est attaquée est une descente de matrice. On en distingue en Médecine de trois sortes ; la commençante, la complette, & l'incomplette. La complette est bien difficile à guérir ; & quand on ne peut parvenir à sa réduction, elle n'est pas exempte de danger : elle peut donner lieu à une inflammation, à une exulcération, à une gangrene ; elle dégénere même quelquefois en squirre ou cancer ; elle devient pour lors très-dangereuse, & est pour l'ordinaire mortelle. Il n'en est pas de même de la descente de matrice commençante & de l'incomplette; on peut y apporter remede, & il y a apparence de guérison, sur-tout lorsque la malade est jeune, bien constituée, & qu'elle n'est pas cacochyme. Or, comme, suivant le mémoire à consulter, il n'y a pas lieu de douter que la maladie dont Madame est attaquée ne soit une descente commençante & incomplette, & que d'ailleurs la malade est d'une bonne constitution & dans la fleur de son âge, il y a tout lieu, Monsieur, d'en espérer une guérison prompte & sûre, pourvu que Madame veuille s'astreindre à suivre les avis que je prendrai la liberté de vous donner pour elle.

Je ne vous rapporterai pas ici les causes qui donnent lieu à cette maladie ; elles sont trop

nombreufes pour pouvoir les développer fuffi-
famment dans une fimple Lettre. Je ne dirai
rien non plus des fymptômes de la defcente de
matrice ; ils font fort aifés à connoître ; ce
feroit d'ailleurs vous répéter ce qui eft détaillé
avec méthode & précifion dans l'expofé de la
maladie, en forme de mémoire. Je me hâte
d'en venir à la cure, comme la partie la plus
effentielle.

La vraie indication à remplir dans les def-
centes commençantes de la matrice, eft de
chercher à refferrer le fond du vagin, pour le
mettre en état de réfifter à la defcente de ce
vifcere : rien n'eft plus capable de remplir cette
indication que les aftringens, foit qu'on les
applique extérieurement, foit qu'on les prenne
intérieurement, quoique cependant ils agiffent
plus efficacement à l'extérieur qu'à l'intérieur.
Il y a trois façons différentes de les employer
à l'extérieur, l'injection, la fomentation, & la
fumigation. La derniere méthode eft celle qu'on
doit préférer aux deux autres, & que je con-
feille très-fort à Madame : mais pour ne rien
laiffer à défirer, Monfieur, fur les différens
moyens dont la Médecine pratique fait ufage
dans ces cas, je vais d'abord indiquer à Madame la décoction qui convient pour les injections & les fomentations de la matrice.

Vous prenez racines de tormentille, de bif-
torte & de grande confoude, de chacune une
once & demie ; des feuilles de tabouret ou
bourfe à pafteur, de verveine, de queue-de-
cheval, de millefeuilles, de vermiculaire ou
illecebra, de fauge, de romarin, de chacune

une demi-poignée; des roses rouges & des balaustes, de chacune trois pincées; une grappe ou deux de fruits de sumach, deux noix de cyprès, & cinq ou six capsules de glands: vous ferez cuire le tout dans une suffisante quantité de bon vin rouge; vous passez cette décoction, & vous vous servez de la colature un peu tiede pour faire des injections dans le vagin, que vous réitérerez deux ou trois fois par jour, ayant soin de placer la malade de façon à pouvoir retenir les injections le plus long-temps que faire se pourra. Cette même décoction peut s'employer pour les fomentations, & c'est la seconde méthode usitée pour l'application extérieure des remedes dans cette maladie. Vous imbibez de cette décoction une éponge fine, ou une espece de pelotte de linge; on introduit cette éponge dans le fond du vagin: les remedes, par ce moyen, restent plus long-temps appliqués sur la partie qu'il s'agit de resserrer.

On peut encore faire usage de cette décoction astringente pour la fumigation. La malade recevra dans le vagin, par le moyen d'une chaise percée & à la faveur d'un entonnoir, la fumée de cette décoction; ce qui lui procurera beaucoup de soulagement, pourvu que cette fumée ne soit pas trop chaude. Vous voyez, Monsieur, par l'exposé que je viens de faire, quels sont les remedes les plus usités pour cette maladie. Je veux cependant vous en indiquer un autre plus efficace: c'est en considération de notre ancienne amitié & en faveur d'une Dame aussi respectable que la vôtre, que je me fais un vrai plaisir de vous l'annoncer: il consiste dans une fumigation seche qu'on introduit, par le moyen d'une machine faite exprès, dans l'intérieur même de la matrice. Je viens de commander pour Madame cette machine, que je vous enverrai auſſi-tôt qu'elle sera faite. En voici la description & l'usage.

Cette machine est composée de cinq pieces: la premiere, qui en est le corps & la partie principale, est en forme d'un cylindre ovale & creux; elle a dix pouces de haut, neuf de large dans son plus grand diametre, & cinq & demi dans son plus petit: l'un de ses plus larges côtés a deux ouvertures placées l'une au-dessus de l'autre, dont chacune a ſix pouces de largeur sur deux de hauteur. Chaque ouverture est destinée à recevoir deux tiroirs de tôle, dont celui d'en bas est en forme de réchaud, & celui d'en haut a un fond percé de petits trous ronds; ces deux tiroirs ont chacun un anneau pour les tirer plus facilement, & sont appuyés horizontalement dans le creux de la machine, par le moyen de petites plaques de fer-blanc, qui leur servent en quelque sorte de liteaux. On a pratiqué dans le circuit de cette machine, depuis l'ouverture du tiroir d'en haut juſqu'au bas, plusieurs trous ronds d'un quart de pouce de diametre, afin de donner paſſage à l'air. Au bout de la machine, qui est en fer-blanc, est aussi une ouverture de la largeur de deux pouces, sur laquelle est attaché artistement, & même soudé, un petit tuyau percé, aussi de fer-blanc, plus étroit par ſa partie supérieure que par son inférieure: ce tuyau a deux pouces & demi de haut; à ce tuyau en est adapté un autre en forme d'ajoutoir, d'environ six pouces de haut sur vingt-une lignes de large dans sa partie inférieure, & quinze lignes dans sa partie supérieure. A la partie supérieure de cet ajoutoir est soudé une espece de réceptacle en forme d'écuelle, d'environ cinq pouces & demi de diametre: on remplace cet ajoutoir par un autre, suivant qu'on le juge à propos & que la malade le désire; cet ajoutoir est composé d'un tuyau courbé, aussi de fer-blanc, dont la ligne courbe a six pouces de longueur, & dont l'embouchure inférieure enveloppe exactement la partie supérieure du canal de la machine. La partie supérieure de ce canal est garnie d'une large embouchure en forme de gueule, dont la levre inférieure est plus grande que la supérieure, & dont la largeur, dans son plus grand diametre, est de six pouces sur quatre dans son plus petit.

La machine décrite, je passe actuellement à son usage. On mettra du feu dans le tiroir d'en bas; & lorsque, par le moyen de ce feu, le fond du tiroir qui est au-dessus sera presque rouge, on mettra dans le second tiroir une poignée des plantes, gommes & résines dont je vais indiquer ci-après le mélange; ces gommes, résines, & plantes seches se consumeront & formeront une fumée qui se portera vers le canal supérieur de la machine, & qu'on conduira immédiatement dans la substance même de la matrice, par le moyen de l'ajoutoir en forme de gueule qui enveloppera entiérement le vagin. Si la malade se trouve gênée par cette embouchure, elle pourra se servir de l'autre ajoutoir: elle aura une chaise percée sur laquelle elle s'assiéra à nu, après avoir fait préalablement placer la machine dessous la chaise; elle en recevra pour lors la fumée par le moyen de l'ajoutoir à écuelle. Quand la fumigation sera trop chaude, elle fera retirer à l'instant le tiroir ou réchaud qui contient le feu. Le mélange qu'on emploie pour cette fumigation, contient les drogues suivantes. On prend du benjoin, du storax calamite, de l'encens, du sandaraque, du mastic, de la myrrhe, de l'assa fœtida, de l'aloès, du succin, de chacun un gros; du romarin, de la sauge, de l'absynthe, du calament, du nepeta, du thym, du serpolet, de la matricaire, de la camomille fétide, du marrube noir, du basilic, des roses rouges & des baies de genievre, de chacun une demi-once: on concasse les gommes & les résines, on les pulvérise même grossiérement, & on hache les feuilles & les herbes, après les avoir fait bien sécher; on mêle pour lors le tout ensemble, & on s'en sert ainsi que je l'ai dit plus haut.

 Cette fumigation pénetre, par le moyen de la machine, jusque dans la propre substance de la matrice; elle donne un ton aux fibres de ce viscere en les resserrant; elle arrête encore les fleurs blanches qui accompagnent ordinairement; elle a de plus la vertu de déterger & de cicatriser les ulceres qui ne se trouvent que trop communément dans ce viscere, & qui résistent presque toujours aux remedes qu'on emploie pour cette indication. Quelques injections de la décoction d'*illecebra*, jointes à ces fumigations, feroient très-bien dans ces cas d'ulceres : peut être, de tous les remedes dont on fait usage pour la passion hystérique, aucun ne réussit mieux que cette fumigation seche : aussi l'ai-je prescrite souvent avec succès dans les paroxismes violens. Je vous conseille, Monsieur, de faire faire usage de ces fumigations à Madame votre épouse ; elle ne les aura pas réitérées trois ou quatre fois, qu'elle se trouvera beaucoup soulagée. On les fait durer au plus un quart d'heure : les fleurs blanches auxquelles elle est si sujette, & qui souvent reconnoissent en elle pour cause la descente de matrice, disparoîtront insensiblement, & elle se garantira aussi par-là des vapeurs qui lui sont si fréquentes. On peut même encore regarder ces fumigations comme un très-grand remede dans les maladies de la tête & des nerfs.

La machine dont je vous ai donné, Monsieur, la description, ne sera pas seulement utile à Madame, mais vous pourrez encore en faire usage pour vous. Vous êtes sujet aux hémorrhoïdes : quel meilleur remede peut-on trouver pour cette maladie, que la fumée des fleurs de soufre, conduite immédiatement sur la partie affectée ? Vous y parviendrez par le moyen de l'ajoutoir fait en forme d'écuelle : ainsi, Monsieur, à tous égards, j'ai cru qu'en vrai ami je ne pouvois me dispenser de vous envoyer une machine aussi intéressante.

Les remedes intérieurs dont Madame pourra faire usage pendant le temps de ces fumigations,

seront,

feront, tous les matins, des infusions théiformes de sauge ou d'argentine, de décoction de squine & de salsepareille : le cachou, le mastic, le sang de dragon, la cascarille, pulvérisés & incorporés avec le syrop de roses seches ou de stœchas, pour en faire des bols, sont conseillés intérieurement par les plus grands Praticiens dans cette maladie. Cependant je vous avoue que, quant à moi, j'ajoute peu de foi aux remedes intérieurs dans pareil cas : la fumigation l'emporte infiniment ; elle agit immédiatement sur la partie affectée. Je ne peux mieux faire pour vous en convaincre, que de mettre cette maladie en parallele avec les plaies & ulceres extérieurs du corps : un malade prendroit en vain tous les remedes intérieurs, il ne parviendroit jamais à leur réunion, à leur cicatrisation, & à leur consolidation, à moins qu'on n'appliquât immédiatement à l'extérieur les remedes convenables. Il en est de même des maladies de la matrice; il faut attaquer immédiatement la partie affectée : ces remedes intérieurs, dispersés dans toute la masse du sang, n'ont presque aucune vertu quand ils y parviennent, & ils sont tellement divisés avec d'autres substances hétérogenes, qu'il y auroit même de l'ignorance de penser qu'ils puissent encore agir. Si la saison étoit favorable, j'aurois encore pu conseiller à Madame les eaux thermales; elles sont très-bien indiquées pour fortifier & raffermir les fibres du vagin & de la matrice, dont le relâchement donne lieu à cette maladie : elle auroit pu en user en injections, en douches sur les reins, & en bains : elle auroit même encore pu recevoir

Tome III. V

en fumigation les vapeurs qui s'élevent de leur source : mais comme la saison est contraire, elle ne peut mieux faire que de s'en tenir à la fumigation seche que je lui ai conseillée. Si, nonobstant cette fumigation, la descente faisoit encore quelque progrès, ce que je n'ai pas même lieu de soupçonner; si Madame se trouvoit plus gênée dans sa marche, à l'occasion de cette maladie; si elle ressentoit quelques douleurs à la matrice, je lui conseillerois très-fort d'avoir recours à l'usage du cercle utérin; c'est le seul moyen, après les fumigations, de prévenir sûrement les progrès de la maladie, & de garantir Madame de tout danger.

Si la matrice descend peu à peu dans le vagin, & même jusqu'à son orifice, pour avoir négligé, de la part de la malade, tous les moyens que j'ai indiqués (car il faut prévoir tous les cas pour y apporter remede incontinent), ou si quelque effort imprévu l'y précipite tout d'un coup, c'est-à-dire, si la descente devient incomplette, la premiere attention qu'on doit avoir, c'est de remettre au plus vîte la matrice dans sa place.

On fera coucher la malade dans le lit à la renverse, les fesses plus élevées que le ventre, & on repoussera doucement la matrice avec un ou deux doigts de la main droite, qu'on aura auparavant graissée, ou même plutôt par le moyen d'un pessaire de linge roulé, serré avec un fil, & imbibé d'une décoction émolliente de racines de guimauve. Cette opération n'est pas difficile; la malade elle-même peut aisément la pratiquer, sans avoir besoin d'autre personne. La réduction faite, il faut qu'elle croise ses jambes, & qu'elle continue de garder pendant quelque temps la même situation dans le lit, pour empêcher la matrice de retomber. On prépare, pendant ce temps, un cercle utérin, en cas qu'on n'en ait point; ce cercle est une espece de tourteau ovale, fait avec du liege percé au milieu d'un trou assez large, plat ou convexe d'un côté, & légérement concave de l'autre. Pour tailler ce cercle, il faut proportionner sa largeur à la grandeur du vagin, & sa longueur à l'écartement des hanches; sans quoi, ou il seroit trop petit, & deviendroit pour lors inutile, ou il seroit trop long, & par conséquent nuisible. Ce cercle utérin étant fait, on fond à un feu doux de la cire blanche; on y associe de la térébenthine de Venise, & même un peu de gomme ou mastic en poudre; on y trempe ce cercle pour en couvrir toutes les inégalités & les rendre unies: ce cercle, ainsi préparé, on l'introduit dans le vagin par sa longueur, jusqu'à la hauteur de la matrice; on le retourne alors, & on le met dans une position horizontale, qui le fait porter par les deux bouts sur les hanches à droite & à gauche, ayant attention de tourner le côté concave en haut vers la matrice, qui doit s'y appuyer. Ce cercle, ainsi placé, ne peut descendre, & empêche pareillement de descendre la matrice qu'il soutient: il ne sauroit pas non plus pousser le rectum ni la vessie, parce qu'il est plus étroit pour sa largeur.

La malade pourra se lever & marcher sans

aucun risque ; elle n'a plus besoin alors d'autre remede. Quoique je vous aye expliqué tout au long ce mécanisme, je suis sûr, Monsieur, que Madame n'aura pas besoin d'y avoir recours : mais comme vous êtes dans un endroit éloigné des villes, & conséquemment de tout secours, cette connoissance peut vous être utile pour d'autres personnes attaquées de cette maladie, qui peuvent se trouver dans vos campagnes. Je souhaite d'apprendre par votre premiere le rétablissement de Madame ; je l'attends avec impatience.

DIFFÉRENTES FORMULES

Pharmaceutiques & magistrales pour plusieurs maladies.

Amulette contre la goître ou grosse gorge.

PRENEZ de la poudre de la tête d'une vipere, cousue dans un ruban; mettez le ruban autour du col.

Amulette contre l'apoplexie.

Prenez du vitriol calciné; suspendez-le au cou dans un nouet. On prétend que ce remede est propre pour arrêter les attaques d'apoplexie.

Potion contre l'épilepsie.

Prenez des eaux de fleurs de tilleul & de mélisse simple, de chacune trois onces; de la racine de pivoine mâle pulvérisée, un demi-gros; du syrop de fleurs de muguet, six gros: mêlez le tout pour une potion anti-épileptique à donner dans l'accès.

Potion purgative contre la colique venteuse.

Prenez séné mondé, deux gros; rhubarbe, demi-gros; anis, deux scrupules: faites-les infuser dans cinq onces d'eau de fontaine. Vous délayerez dans la colature une once de manne & autant de syrop de chicorée, composé pour une potion purgative à prendre dans la colique venteuse.

Potion contre la stérilité.

Prenez de l'eau de véronique, quatre onces; faites-y infuser pendant la nuit de la poudre de la même plante un gros: avalez le tout le matin à jeun. C'est une potion excellente contre la stérilité. Il faut la continuer pendant un mois.

Potion vulnéraire contre les abcès internes.

Prenez pied-de-lion, pervenche grande & petite, pasquerette, millefeuille, pyrole, bugle, sanicle, de chacune un gros; bon vin, une livre: digérez ensemble dans un vaisseau convenable pendant six heures: versez dessus trois livres d'eau bouillante; macérez encore pendant quelques heures, en agitant le vaisseau de temps en temps: passez ensuite. La dose est de six onces, à laquelle vous ajouterez une once de syrop de lierre terrestre. Réitérez cette potion soir & matin pour les chutes & abcès internes.

Potion contre le mal de mere improprement dit.

Prenez des eaux d'armoise, de roses, & de fleurs d'oranges, de chacune une once; eau de cannelle, trois gros; confection d'hyacinthe, un gros; safran, quatre grains, pour une potion contre le mal de mere.

Potion contre la néphrétique, l'ardeur, & la suppression d'urine.

Prenez eau ou décoction de pariétaire, quatre onces; syrop de guimauve ou de limon, une once; huile d'amandes douces récente & tirée sans feu, une once : faites une potion à prendre en une fois, que vous réitérerez souvent dans la néphrétique, l'ardeur, & la suppression d'urine, après avoir fait prendre les remedes généraux.

Potion contre la suppression des menstrues.

Prenez des feuilles d'armoise, une poignée; de la cannelle pilée, dix grains : faites-les infuser à froid, l'espace de douze heures, dans cinq onces de vin blanc. Vous ajouterez à la colature deux gros de teinture de mars, pour une potion à prendre dans la suppression menstruelle.

Potion contre la pierre.

Prenez argentine verte, quatre poignées; seigle vert, deux poignées : exprimez le suc de ces plantes, & ajoutez-y parties égales de vin rouge : passez ce mélange, & le prenez en une dose le matin; ce que vous réitérerez pendant un certain temps. Ettmuller rapporte ce remede comme un préservatif contre la pierre.

Potion contre la diarrhée, le crachement de sang, & l'hémorrhagie.

Prenez feuilles de bourse-à-pasteur, d'argentine, & de plantain, de chacune demi-poignée; mastic, un gros; bol d'arménie, un scrupule: faites cuire le tout dans six onces d'eau de pluie; ajoutez à la colature une once de syrop de coing, pour une potion à prendre dans la diarrhée, le crachement de sang, & les hémorrhagies.

Potion contre l'hydropisie.

Prenez deux gros de racines de bryone; faites-les infuser dans cinq onces de vin blanc, pour une potion à prendre le matin contre l'hydropisie.

Potion contre la pleurésie, la péripneumonie, & les fievres malignes.

Prenez sucs clarifiés de bourrache, de buglosse, de cerfeuil, de chicorée sauvage, une livre; délayez-y syrop violat, de tussilage ou d'œillets, deux onces; partagez en quatre doses, à prendre, de quatre heures en quatre heures, dans la pleurésie, la péripneumonie, & les fievres inflammatoires.

Autre contre les mêmes maladies.

Prenez cinq onces de décoction de chardon

bénit, sel de viperes, un demi-scrupule; syrop de pavot rouge, une demi-once : faites une potion à prendre dans la pleurésie & la péripneumonie.

Potion vulnéraire contre les plaies & ulceres internes.

Prenez racines d'aristoloche ronde & de gentiane, de chacune trois gros; racines de garance, un gros & demi : coupez les racines par petits morceaux; faites-les bouillir dans quatre livres d'eau commune pendant un quart d'heure : ajoutez feuilles de bugle, de sanicle, de prunelle, & de pied-de-lion, de chacune un demi gros; fleurs de petite centaurée & de millepertuis, de chacune une pincée : faites bouillir légérement. Ajoutez à cinq onces de cette décoction une demi-once de syrop de lierre terrestre, pour une potion vulnéraire qui est très-bien indiquée dans les plaies, les ulceres, & les chutes.

Potion pour faire sortir les pustules de la petite vérole.

Prenez racines de scorsonere une once; feuilles de fenouil & de scabieuse, de chacune une demi-poignée; figues, demi-douzaine, que vous ferez cuire dans une suffisante quantité d'eau de fontaine : vous ajouterez à la colature quinze grains de sel de corne de cerf, six grains de castarcum, pour une potion à prendre à la cuillerée pour faire sortir les pustules de la petite vérole.

Potion contre la jaunisse & les embarras du foie.

Prenez graines de sénevé, une once; pilez-les dans deux livres de décoction de racines de grande chélidoine, de fraisier, & d'oseille; passez en exprimant. Prescrivez la décoction par verrées dans la jaunisse & les obstructions du foie.

Potion contre la palpitation.

Prenez eau de mélisse, deux onces; safran oriental, dix grains : faites une potion ou épithême contre la palpitation de cœur.

Potion contre la dyssenterie invétérée.

Prenez de la poudre de roses seches, deux gros; de l'eau de plantain, quatre onces; du syrop de roses seches, une demi-once : mêlez, pour une potion à répéter deux fois par jour dans la dyssenterie invétérée.

Potion contre la suppression d'urine.

Prenez décoction de pariétaire, cinq onces; esprit de sel bien préparé, dix gouttes; syrop de nénuphar, six gros; huile d'amandes douces, une once, pour une potion à prendre contre la suppression d'urine.

F I N.

TABLE
DES MATIERES.

*P*ARALYSIE.	page 5
Péripneumonie.	11
Perte de sang.	14
Petite vérole.	17
Phrénésie.	29
Phthysie.	32
Piqûre d'araignée.	86
Pleurésie.	88
Pleuropneumonie.	92
Poisons.	94
Polype.	100
Rhumatisme.	101
Squirre.	106
Scorbut.	108
Superfétation.	113
Suppression d'urine.	114
Surdité.	116
Teigne.	117
Tumeurs.	120
Vérole.	128
Vers.	134
Vertiges.	138
Ulceres.	139
Vomique.	142
Mémoire sur l'illecebra ou petite joubarbe.	148
Nouvelle méthode facile & curieuse pour connoître le pouls par la musique.	173

Question de Médecine tirée de la sémitotique. 200
Observations anatomiques, par M. Bagard, Président du Collége Royal des Médecins de Nancy. 218
Extrait de la Médecine Modérne, ou remedes nouveaux. Lettre sur la méthode de guérir la pulmonie par la fumigation humide des végétaux. 239
Lettre sur l'utilité des fumigations végétales dans la phthysie & autres maladies. 247
Lettre sur une nouvelle machine propre à entretenir un air toujours balsamique dans la chambre des poitrinaires. 256
Nouvelles observations concernant les fumigations seches & humides dans les traitemens de plusieurs maladies. 261
Lettre sur le bois de quassi. 265
Lettre sur l'acmelle & quelques autres végétaux, regardés comme spécifique contre la pierre, la gravelle, & la colique néphrétique. 274
Lettre sur une nouvelle eau vulnéraire. 283
Lettre sur un tœnia que M. Buc'hoz a rendu. 290
Lettre sur une nouvelle machine pour les fumigations végétales dans les maladies de la matrice, & même dans la passion hystérique. 297
Différentes formules pharmaceutiques & magistrales pour plusieurs maladies. 309

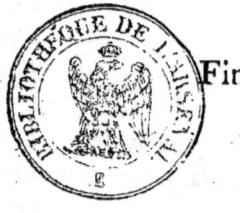 Fin de la Table.

AVIS.

L'empressement que le Public nous a fait paroître pour se procurer ce Volume, nous a empêché de réunir autant d'observations que nous aurions pu faire, & nous a engagés à terminer promptement notre *Médecine Moderne & Pratique*. Les trois Volumes brochés se payeront 15 livres. Quoique nous finissions cet Ouvrage, si le Public le désire, nous pourrons donner de temps en temps, par forme de Supplément, les observations médicinales les plus intéressantes qui parviendront à notre connoissance, sans cependant prendre de notre part aucun engagement. Ces trois Volumes de la *Médecine Moderne & Pratique*, ensemble les quatre Volumes sur *l'Histoire Naturelle & Médicinale de l'Homme*, in-8°, & les deux Volumes in-12 du *Choix des Médicamens*, forment la collection complette de ce que nous avons publié jusqu'à présent sur la Médecine, sans parler de différentes observations médicinales, chirurgicales, & pharmaceutiques, qui se trouvent répandues dans notre *Nature Considérée*, du *choix* de laquelle il y a déjà cinq Volumes de réimpression.

Avant de finir cet Avis, nous ne pouvons nous dispenser de répondre à une assez mauvaise critique insérée dans une espece d'Almanach de Médecine, qui paroît, pour la premiere fois, en 1785, sous le titre de *Nouvelles Instructives, bibliographiques, historiques*

& *critiques de Médecine & de Chirurgie*, sans nom d'Auteur, mais qu'on attribue à un vieux Chirurgien de Paris, qui n'a encore donné aucune preuve, quoiqu'âgé, de ses connoissances bibliographiques, & dont l'occupation est de faire, à ce qu'on dit communément, la prétendue Médecine chez le peuple. Cet Anonyme pseudo-Médecin a d'abord attaqué notre *Choix des Médicamens*; mais comme il n'a fait que répéter ce que les Auteurs, aussi anonymes, de la *Gazette de Santé* en ont dit, nous le renvoyons pour la réponse à celle que nous avons insérée dans la Préface du second Volume ou du Supplément du *Choix des Médicamens*.

A l'égard de notre *Histoire Naturelle de l'Homme*, qu'il a aussi voulu attaquer, nous observerons ici que nous avons eu pour but de renfermer dans cet Ouvrage tout ce qui concerne l'homme, soit en état de santé, soit en état de maladie. Dans l'état de santé, nous l'avons considéré physiologiquement ; nous avons donné le mécanisme de toutes ses fonctions, & nous n'avons rien omis, quoique succinctement, de ce qui est nécessaire de savoir sur cet objet. Nous sommes passés de là, en qualité de Naturalistes, à ses différentes variétés & à ses différens costumes : c'est ce qui a donné lieu à l'explication que nous avons faite de plusieurs planches que nous avons fait graver, & qui ne l'ont même été qu'à cette fin. Nous avons ensuite donné un Traité méthodique sur les alimens. Nous avons non seulement rapporté les alimens des François, mais aussi des différens peuples de la terre; ce

AVIS.

qui nous a occasionné beaucoup de recherches, & nous avons donné une notice abrégée des préparations alimentaires, en indiquant celles qui sont salubres & insalubres; ce que n'avoit encore fait aucun Médecin, & ce qu'on exige cependant à chaque instant de lui dans les compagnies. C'est principalement de son ressort que dépend la connoissance des alimens. Pourquoi donc notre prétendu Anonyme nous fait-il un reproche de nous être appesanti sur cette matiere? Il seroit peut-être bien à souhaiter pour lui qu'il en eût une parfaite connoissance, pour pouvoir porter un jugement juste sur la cause des maladies qu'il traite. Le cinquieme & le sixieme Volume de cette Histoire seront destinés à celle des maladies & à leurs traitemens; ils paroîtront quand nos occupations pourront nous le permettre. En attendant la publicité de ces deux Volumes, le Public pourra recourir à cette *Médecine Moderne & Pratique* que nous publions, dans laquelle ces maladies sont rangées par ordre alphabétique.

De l'imprimerie de DEMONVILLE, rue Christine.

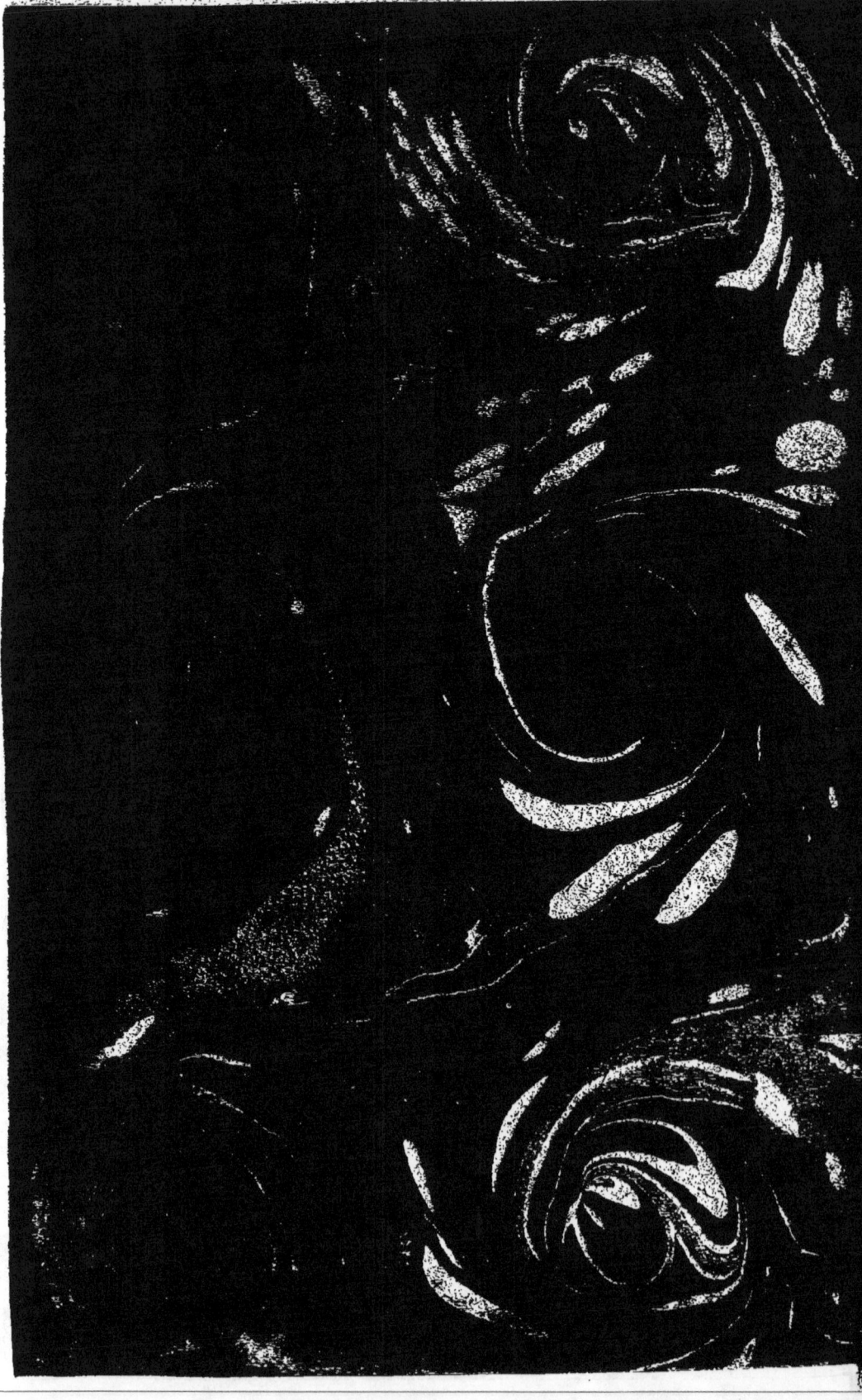

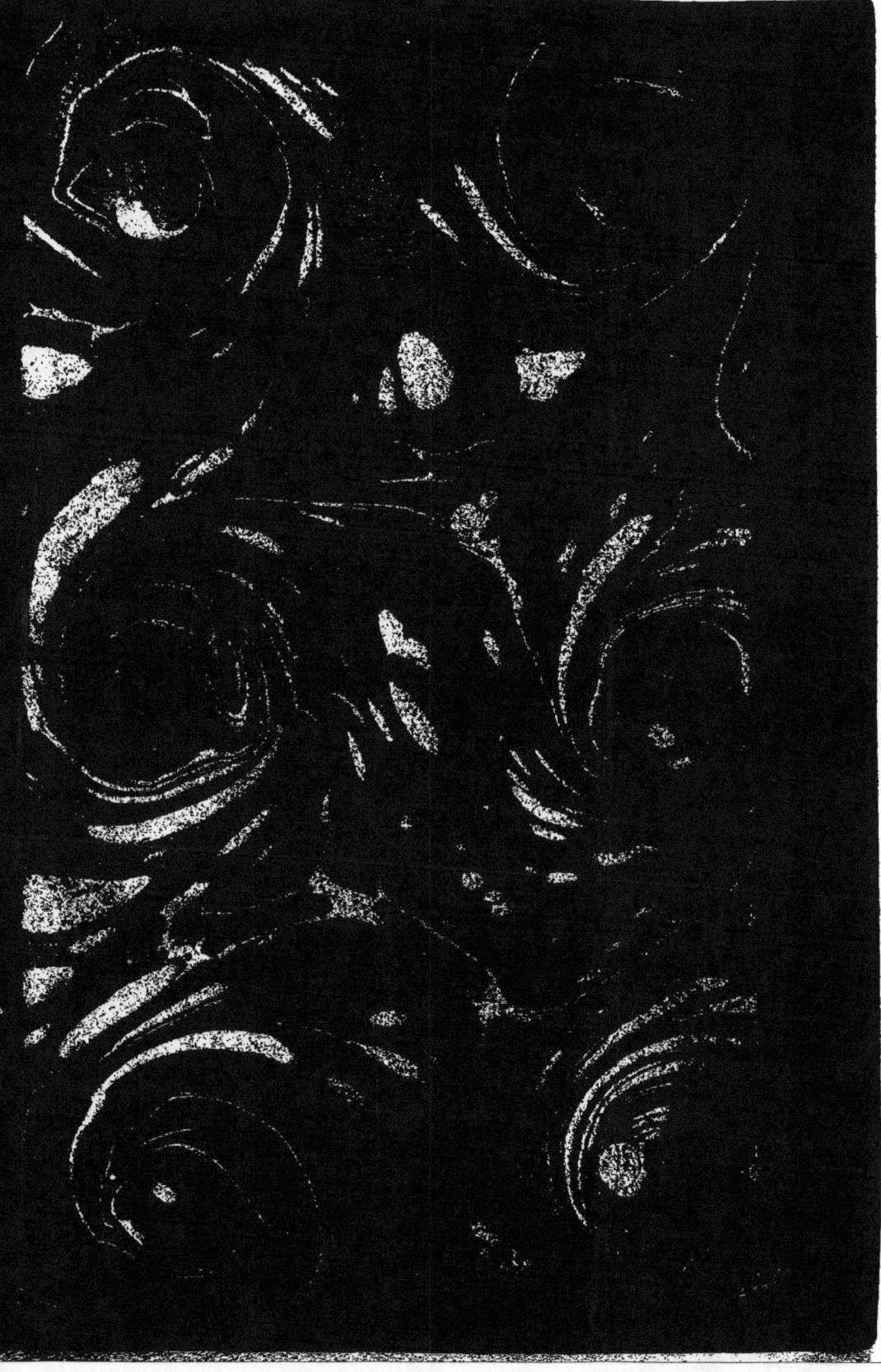

www.ingramcontent.com/pod-product-compliance
Lightning Source LLC
Chambersburg PA
CBHW070619160426
43194CB00009B/1314